大丈夫か、新型ワクチン

見えてきたコロナワクチンの実態

新潟大学名誉教授　医学博士
岡田正彦

花伝社

はじめに

これまで私は、新型コロナウイルスの検査として広く知られるようになった「ＰＣＲ法」を使い、遺伝子の一種である「メッセンジャーＲＮＡ（以下、ｍＲＮＡ）」のさまざまな分析を行ってきました。また、「脂質微粒子」の解析も行い、「悪玉」と呼ばれているＬＤＬコレステロールの検査法を世界で最初に開発し、特許も取得しています。

実は、ｍＲＮＡと脂質微粒子は、いずれも今回の新型コロナウイルスワクチン（ファイザー社およびモデルナ社）の根本原理となっているものです。私にとってなじみ深い技術が使われていることから、それが体内でどう働くのか、私にとっては非常に理解しやすいものでした。

ただし、ｍＲＮＡという遺伝子を、医薬品として本格的にヒトの体内に注射するのは人類にとって初めてのことです。一般の医薬品は病気の人に使うものですから、多少の副作用があったとしても利益（効果）がそれを上回れば使うべきだと言えます。

しかしワクチンは、不特定多数の健康な人に使うものですから、リスクの低い感染症では、副作用が少しでもあれば、使うべきではありません。

そこで安全に接種できるものかどうかを判断するため、ファイザー社とモデルナ社のワクチンの基本技術を開発した2人の研究者、ワイズマンとカリコの両氏が発表した共著論文32編をすべて読んでみました。その結果、現段階では、とても安心してお勧めできる代物ではないという結論に至りました。

私は、いわゆる「反ワクチン主義者」ではありません。以前から、ワクチンについても重大な関心を持って文献を調べ、ワクチンはきわめて有用な医療行為であると判断するに至っています。

たとえばインフルエンザに関しては、約2万人の方々に私自身の手でワクチン接種を行い、副作用などもつぶさに見てきました。私が接種した人の中で、インフルエンザワクチン接種後に重い副作用があったという人は、まったくいませんでした。あったとしても軽いじんましんや微熱くらいでした。

しかし、新型コロナウイルスワクチンは違います。このワクチンは接種後に、高い頻度で高熱、頭痛、筋肉痛、強い倦怠感などが起こり、まれではあっても一部の人にアナフィラキシーショックを生じさせることもわかっています（アナフィラキシーショック：急性の激しいアレルギー反応で、呼吸困難や血圧低下をきたし死に至ることもある）。

また血小板減少症、心筋炎、心筋梗塞、腎臓病などを起こしたケースが論文でたくさん報告され始めており、欧州や米国、イスラエルの当局は、一部の事例については「ワクチンと関係がある」と認めています。

一方、アストラゼネカ社のワクチンは、ｍＲＮＡのかわりにＤＮＡを用いていますが、新型コロナウイルスの遺伝子が、ヒトのＤＮＡに組み込まれ、将来的にがんを引き起こす懸念もあります。

いずれのワクチンも、わずか数カ月の期間で開発と製品化がなされていることから、長期的な安全性がまったく検証されていません。それにもかかわらず、安全性に目をつぶり接種を勧めるのは、医の倫理に反していると私は思うのです。

テレビでは、多くの医師が、科学的根拠を示すことなくワクチン接種を推奨しています。自身が接種を受けたあと、インタビューに答えて「思ったより痛くなかった」「副反応は大したことなかった」など、無邪気としかいいようのない発言をしています。そんなセリフは、10年後にしてほしいものです。

もちろん、こうした懸念は杞憂に終わってほしいと願っています。

医療従事者、高齢者に続き、職場や学校での集団接種も行われるようになり、働き盛りの人たち、10代、20代の若者たちに広がりつつあります。「周りが打っているから」「上司に言われたから」など、有形無形の圧力がかかっているものと思います。

政治家や専門家はメリットばかり述べていますが、デメリットについてもきちんと学び、熟慮して、このワクチンを打つべきかどうかを判断してほしいのです。

そのための一助となればと考え、これまで私がユーチューブで発信したり、ホームページに書いてきたりした情報を、この一冊にまとめることにした次第です。すべて、世界各国の研究者が学術論文として発表したエビデンス、あるいは信頼のおける海外メディアが綿密な取材をしてまとめたデータに基づいています。偏りのない資料となるよう、最善をつくしたつもりです。

新型コロナウイルスワクチンの接種を受ける前に、ぜひ本書をご一読ください。

２０２１年7月20日　岡田正彦

大丈夫か、新型ワクチン——見えてきたコロナワクチンの実態◆目次

I　コロナワクチンの仕組みとその問題点について

Ⅱ ここが知りたい、コロナワクチン

目　次

I

コロナワクチンの仕組みと
その問題点について

mRNAワクチンの仕組み

ワクチンが安全かどうかを判断するには、まず、そのワクチンがどのように作用するのかを知る必要があります。そこで2021年7月現在、日本で使われているファイザー社とモデルナ社のワクチンについて、その仕組みからまず見ていきましょう。

新型コロナウイルスの表面には「スパイクたんぱく」と呼ばれるトゲトゲがあります（以下、スパイクたんぱくを「トゲトゲたんぱく」と表記）。ウイルスは、これをヒトの細胞表面にある「ACE2」という部位に接着させて侵入します。つまりウイルスにとっては大切な部分であり、ヒトにとってはやっかいなものとなっています。このトゲトゲたんぱくの設計図となる遺伝子（mRNA）を、試験管内で人工的に合成し、人工の膜で包んだものがファイザー社とモデルナ社のワクチンです。

この人工膜は「脂質微粒子」といい、ヒトの細胞の膜に似ています。まわりには、水になじみやすく、かつ油にも親和性のある「ポリエチレングリコール（PEG）」という物質がコーティングされています。ちなみに、このPEGがワクチンに使われたことはこれまでありません。ところが、実際に使われるようになって、実は重大なアレルギー反応を起こしうることがわかってきました。ワクチン接種後に起こるアナ

ファイザー社とモデルナ社のワクチン

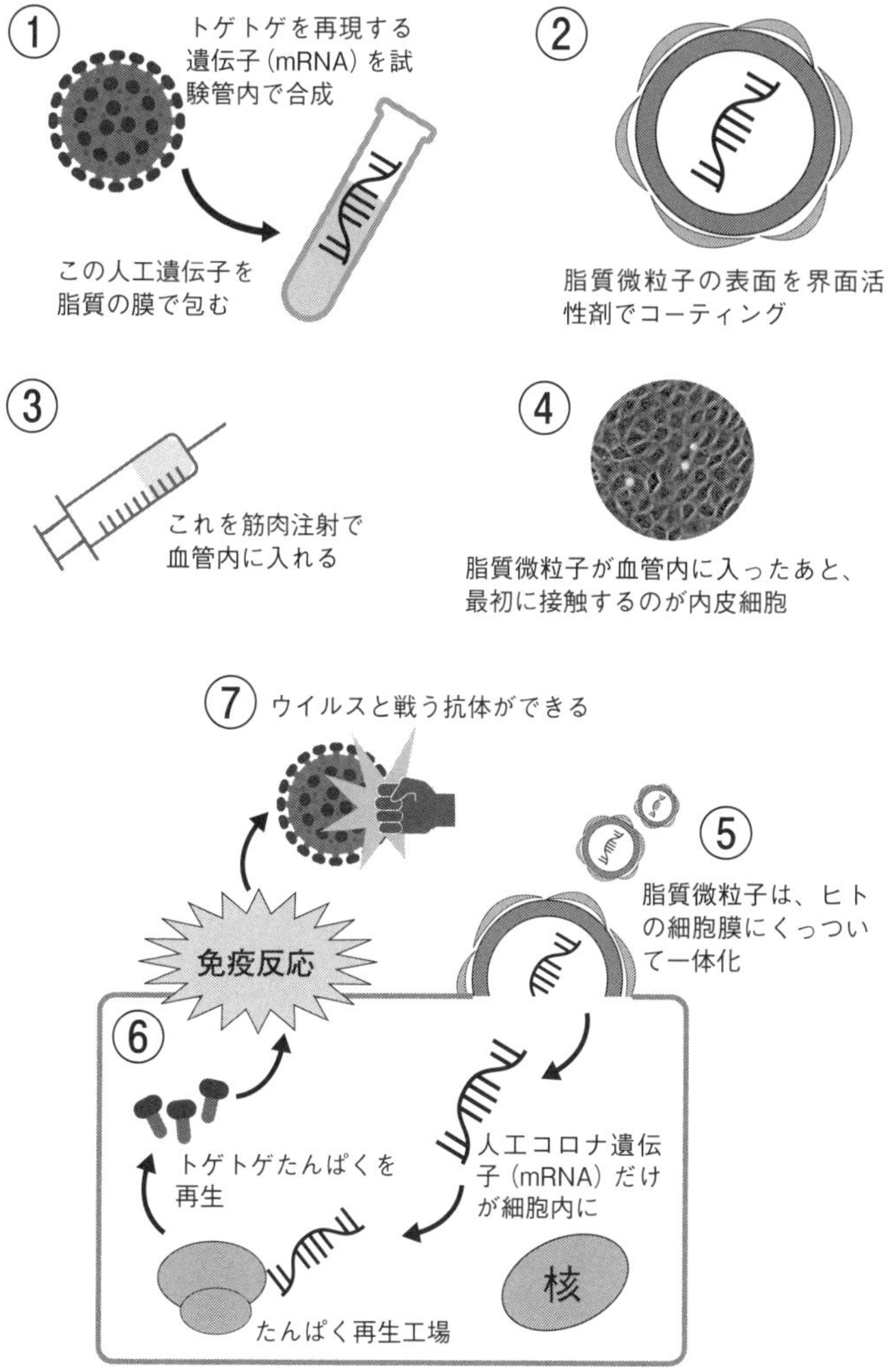
①
トゲトゲを再現する遺伝子（mRNA）を試験管内で合成
この人工遺伝子を脂質の膜で包む
②
脂質微粒子の表面を界面活性剤でコーティング
③
これを筋肉注射で血管内に入れる
④
脂質微粒子が血管内に入ったあと、最初に接触するのが内皮細胞
⑦
ウイルスと戦う抗体ができる
⑤
脂質微粒子は、ヒトの細胞膜にくっついて一体化
免疫反応
⑥
人工コロナ遺伝子（mRNA）だけが細胞内に
トゲトゲたんぱくを再生
たんぱく再生工場
核

フィラキシーショックが問題となっていますが、その原因物質がPEGだったのです。

これまでインフルエンザなどのワクチンは、皮下の脂肪組織に注射するのが一般的でした。これに対し今回のワクチンは、テレビでも報じられているように筋肉に注射します。これは、「はじめに」で前述した2人の研究者がさまざまな方法で注射を試み、どれがいちばん遺伝子を細胞まで届けることができるかを比較検討した結果、筋肉注射が一番優れているという結論に至ったことによります。

さて、ワクチンを注射すると、mRNAを包んだ脂質微粒子は血流に乗って全身に流れていきます。最初に接触するのが、全身の血管の内側を覆っている「内皮細胞」です。13ページ図の④の写真は、私自身が動脈硬化症の研究をするために培養してきたヒトの血管の内皮細胞です。あとで述べますが、この内皮細胞にトゲトゲたんぱくを接触させることが、重大な問題を引き起こすかもしれないと私は考えています。

血液中を流れて来た脂質微粒子は、まず内皮細胞の膜に接着して一体化し、その中身であるmRNAが細胞の中に入り込みます。次に、細胞の中にあるたんぱく再生工場「リボソーム」でmRNAのコードが解読され、ウイルスのトゲトゲと同じたんぱく質が作られます。

このトゲトゲたんぱくは異物ですから、自然の仕組みにしたがって、細胞の外に出されます。血管を流れて来た免疫細胞がそれを見つけて、「異物があるぞ、大変だ！」とばかりに免疫反応を起こし、その結果できるのが「抗体」です。あとで感染した際、この抗体が新型コロナウイルスのトゲトゲたんぱくを包み込んでウイルスを無毒化してくれます。これが、ｍＲＮＡワクチンが効果を発揮する仕組みです。

ｍＲＮＡワクチンの問題点

自然のｍＲＮＡはたんぱく質を1回つくると役目が終わりますので、数分からせいぜい10時間程度で分解されます。しかしワクチンで使われているｍＲＮＡのほうは、簡単に分解されないような改造がほどこされています。

自然のままのｍＲＮＡを注射で体内に送り込んだとしても、異物ですから目的の細胞にたどり着く前に、免疫システムによって排除されてしまいます。首尾よく細胞にたどり着いても、トゲトゲたんぱくを1回つくって分解してしまっては、新型コロナウイルスに対抗できる十分な抗体ができません。

実は、このｍＲＮＡワクチンの研究が始まった当初、そのことが大きな課題だったと原理を発明した2人の研究者は述べています。そこで彼らは、どうにかしてmRNAが分解されずに残るようにできないかをずっと模索してきました。試行錯誤の結果、彼らはmRNAのコードの一部、および先頭部の構造を改造することで、排除や分解がされないようになることを発見したのです。

もし、改造したmRNAが体内で長く残るのだとしたら、トゲトゲたんぱくをつくり続け、それに対する免疫反応がずっと続くことになりますから、大変です。大量に作られた抗体が勘違いをして、自分自身の細胞を攻撃するようになるかもしれません。実は、このような反応はすでに病気として知られており、「自己免疫病」などと呼ばれています。関節リウマチやバセドウ病などが代表です。私の最初の懸念は、ワクチンを接種したあと何年もしてから、この自己免疫病がじわじわと起こってくるかもしれないということでした。

一方、新型コロナに実際に感染した人の抗体は、およそ2~6カ月でほぼ半減してしまうことがわかっていました。したがって、もしこの人工の遺伝子が短時間で分解されてしまうなら、2~6カ月ごとにワクチン接種が必要になってしまいます。実際、ファイザー社のCEO（最高経営責任者）は「3回目の接種が必要になるかもしれない」と、すでに早い時期から語っていました。ワクチン接種率の高いイギリスでも、3回目の接種を始めるとの報道がありました。

なお、ワクチンの主成分である「改造ｍＲＮＡ」が永久に体内に残るという噂が広がっているようです。私が投稿した動画から誤解が広がったのかもしれませんが、正しくは、いつまで残るかは不明ということです。

はっきりしているのは、原理を発明した2人の研究者が行った動物実験で、ｍＲＮＡを改造したら、分解されるまでの時間が1日だけ長くなった、ということだけです。彼らが実験室でつくった改造ｍＲＮＡと、ファイザー社やモデルナ社が製品化したものとは同一でなく、かつ詳細が非公開となっています。さらにヒトに注射した場合にどうなるかを調べた実験データがまったくない、というのが実情なのです。かりに調べようとしても、倫理の問題もあってほぼ不可能でしょう。

いずれにせよ、抗体がどれだけ作られ、ｍＲＮＡがいつまで残るのか、まったくわかっていないのです。

DNAワクチンの仕組み

次に、今後、日本でも使われるかもしれないアストラゼネカ社のワクチンの仕組みを見ていきましょう。

このワクチンはmRNAではなく、DNAを使っています。また、トゲトゲたんぱくの遺伝子を、脂質微粒子ではなく、ウイルスの遺伝子に組み込んで注射するという方法がとられています。ウイルスといってもコロナウイルスのことではなく、チンパンジー由来の風邪ウイルス（アデノウイルス）で、安全です。なぜなら、このウイルスはヒトの体内に入っても増殖しないため、感染症を起こすことがないからです。アストラゼネカ社のワクチンは、このウイルスを遺伝子の「運び屋」として使っているのです。

ただし、アストラゼネカ社のワクチンの場合、情報公開がほとんどなされておらず、そのウイルスの性状や、どのような遺伝子が組み込まれているのかなど、現時点でわからない点も多々あります。

ワクチンとして注射された運び屋ウイルスは、ヒトの細胞に勝手に侵入する性質があるため、簡単に細胞膜を通り抜けてしまいます。「トゲトゲたんぱくを合成しろ」

アストラゼネカ社のワクチン

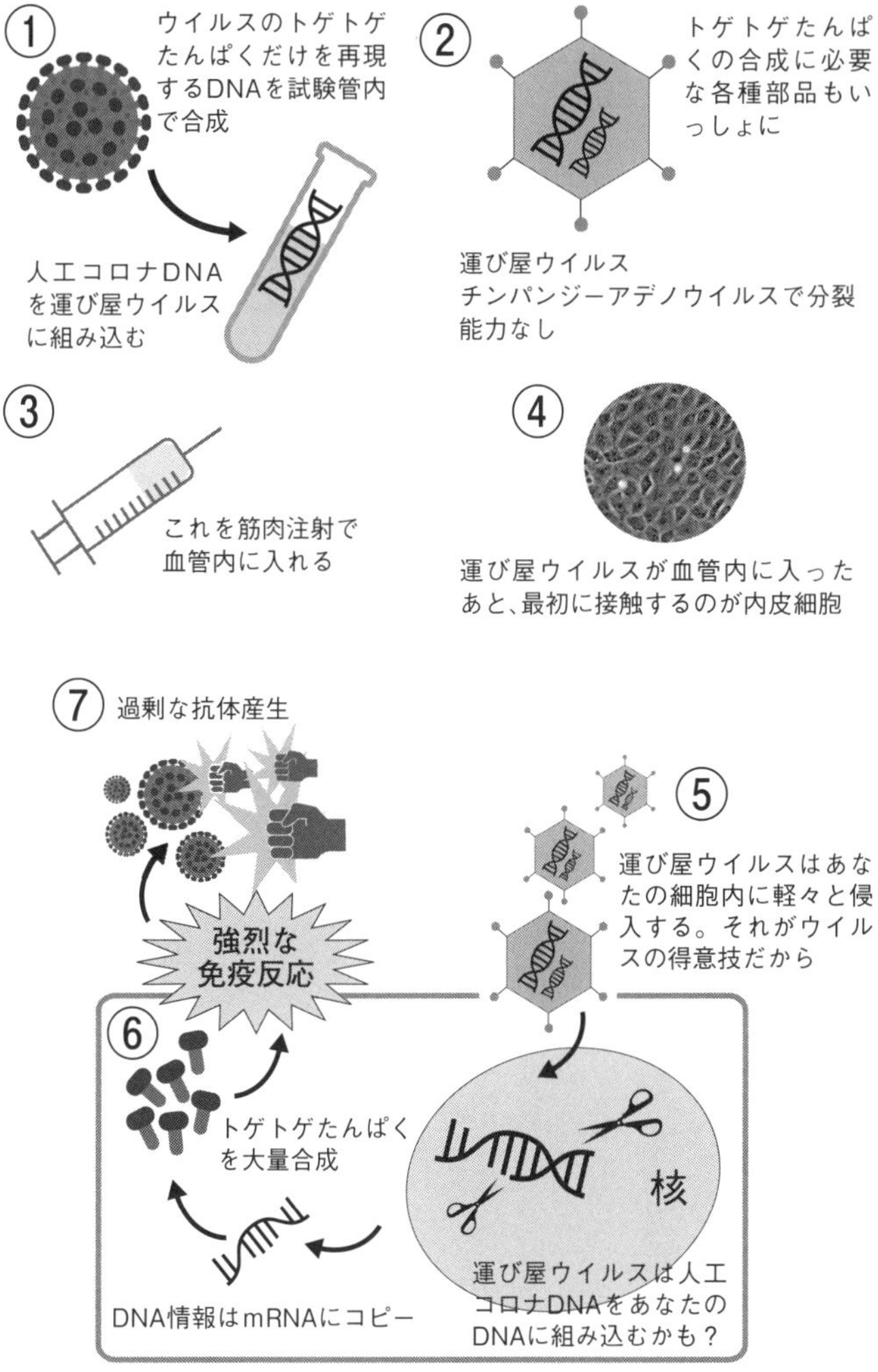
①
ウイルスのトゲトゲたんぱくだけを再現するDNAを試験管内で合成
人工コロナDNAを運び屋ウイルスに組み込む
②
トゲトゲたんぱくの合成に必要な各種部品もいっしょに
運び屋ウイルス
チンパンジーアデノウイルスで分裂能力なし
③
これを筋肉注射で血管内に入れる
④
運び屋ウイルスが血管内に入ったあと、最初に接触するのが内皮細胞
⑦ 過剰な抗体産生
⑤
運び屋ウイルスはあなたの細胞内に軽々と侵入する。それがウイルスの得意技だから
強烈な免疫反応
⑥
トゲトゲたんぱくを大量合成
核
DNA情報はmRNAにコピー
運び屋ウイルスは人工コロナDNAをあなたのDNAに組み込むかも？

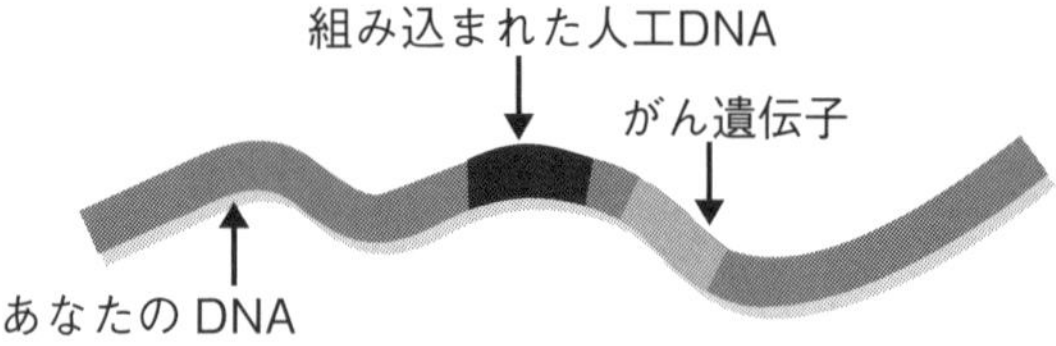

という信号もいっしょに組み込まれていますので、ただちにその情報のコピーとしてｍＲＮＡが作られ、リボソームで解読され、トゲトゲたんぱくが合成されるのです。

ｍＲＮＡワクチンと違うのは、運び屋ウイルスが細胞内に入り込んだあと、「核」の中にまで侵入し、コロナのトゲトゲたんぱくの遺伝子をあなたのＤＮＡに組み込んでしまう可能性があることです。もし、そんなことが起これば、その遺伝子はずっと残ることになります。トゲトゲたんぱくが延々と作られ、免疫反応がだらだらと続き、予期せぬ事態が起こるかもしれません。つまり、アストラゼネカ社のワクチンでも、長期的な健康障害が起こりうるということなのです。

それだけではありません。コロナの遺伝子があなたのＤＮＡのどこに組み込まれるかが問題です。運び屋ウイルスは、過去、様々な遺伝子治療の実験に使われてきたものですが、ひとつ欠点があって、遺伝子を組み込む場所の制御ができないのです。

米国の研究者がほぼ同じ方法を使って、犬で遺伝子治療の実験を行っています。それによると、犬やヒトのＤＮＡにはがん化を促進する遺伝子や抑える遺伝子があるのですが、そのすぐ近くに組み込まれているところを発見したそうです。

つまり、たくさんの人にワクチンを打っていくと、コロナの遺伝子がＤＮＡの危険な部位に組み込まれてしまう人が出てくるかもしれないということです。この実験を行った研究者も、「実験した動物を10年くらい観察しなければ安全性を確認できない」と論文の中で述べています。がんの潜伏期間を考えれば、ワクチン接種後10年くらいは心配な時期が続くことになります。

新型ワクチンの副作用とは

現在、新型コロナウイルスワクチンの副作用について注目が集まり、世界中の研究者たちが続々と論文を発表しています。それらをまとめながら、現実にどのような副作用が起こっているのかを、次に見ていきましょう。

ファイザー社とモデルナ社のワクチンの基礎をつくった２人の研究者（ワイズマンとカリコ）の動物実験では、筋肉注射したｍＲＮＡは、ほぼすべてが「脾臓《ひぞう》」と「網状赤血球」に集まっていました。

脾臓は、お腹の左側、横隔膜の下にある鶏卵大の臓器です。小児期では赤血球、白血球、血小板をつくっていますが、成人ではウイルスに侵された細胞や、老化した赤血球を除去する役割を担っています。わかりやすく言えば、免疫機能によって破壊された細胞や微生物の残骸を血中から取り除いてくれるのが脾臓です。

ここに、新型ワクチンのｍＲＮＡが集まるとどうなるか。当然、ｍＲＮＡは異物ですから、脾臓で激しい炎症を起こすことになります。接種を受けた日の夜から１週間くらい、ときには数週間にわたって高熱や関節痛、頭痛、下痢、激しい倦怠感などの症状に悩む人が３割くらいいます。「こんな苦しい思いは初めて」と述懐する人も少なくありませんが、脾臓のほかにも、さまざまな部位で激しい炎症が起こっているものと想像されます。

米国で、ファイザー社かモデルナ社のワクチン接種を受けたあと高熱を出して入院した人に対し、ＰＥＴ-ＣＴという画像検査で全身を調べたという論文が発表されています。脾臓のほかに「腋窩《えきか》リンパ節」にも激しい炎症が起こっている様子が、生々しい写真とともに紹介されていて、かなりショッキングなレポートです。

テレビなどで多くの医師が発熱や倦怠感などの症状に対して、「想定された症状であり、体が守られている感じがする」と述べていますが、大きな間違いです。脾臓も含めた免疫システムに重大な障害が起きているかもしれないのです。

【参考文献】
1) Karikó K, et al., Incorporation of pseudouridine into mRNA yields superior nonimmunogenic vector with increased translational capacity and biological stability. Mol Ther 16: 1833-1840, 2008.
2) Anderson BR, et al., Nucleoside modifications in RNA limit activation of 2'-5'-oligoadenylate synthetase and increase resistance to cleavage by RNase L. Nucleic Acids Res 39: 9329-9338, 2011.
3) Steinberg J, et al., ^{18}Fluorodeoxyglucose PET/CT findings in a systemic inflammatory response syndrome after COVID-19 vaccine. Lancet, Mar 8, 2021.
4) Adin ME, et al., Association of COVID-19 mRNA vaccine with ipsilateral axillary lymph node reactivity on imaging. JAMA, Jun 10, 2021.

免疫性血小板減少症

さらに新型コロナウイルスワクチンは、副作用として致命的な自己免疫病を実際に起こすことが、明らかになってきました。

まず、深刻な症状を引き起こしているのが「免疫性血小板減少症」です。血小板は、細胞の抜け殻のような物質で、出血を止めるために必須のものです。その血小板が破壊されて起こるのが、この病気です。

血小板減少症は、アストラゼネカ社とジョンソン＆ジョンソン社（Ｊ＆Ｊ）のワクチンだけに起こるかのように報道されていますが、ファイザー社とモデルナ社のワクチンでも起こっています。

ウイルスを運び屋に使うアストラゼネカとＪ＆Ｊのワクチンでは、先に血栓症（血が固まって血管に詰まる病気）が起こり、そのあと血小板が消費され、あるいは破壊されるという現象が起こります。これに対しｍＲＮＡのワクチンは、まず血小板の破壊が起こるのが特徴です。ヒトの体内では、ちょっとした刺激で大小を問わず出血が起こっていますが、血小板が破壊されると、その出血が止まらなくなってしまいます。

病状の詳細が米国で発表されました。皮膚の点状出血、広範な皮下出血、鼻出血、歯茎の出血、不正性器出血、脳出血などです。死亡も2例あり、それぞれ原因は脳出血と心筋梗塞でした。

米国当局が「因果関係が確実」と認定したのは、ファイザー社ワクチンで15名、モデルナ社ワクチンで13名です。年齢は22～82歳、女性が15名、男性が11名、性別不明2名です。ほとんどが2回目の接種後1～23日目に発病していますが、1回目で発病したという人もいました。

免疫性心筋炎？

心臓の筋肉でも自己免疫病が起こることがわかってきました。国民の多くがワクチン接種を受けたイスラエルから、詳細な報告がありました。3週間で6名が入院しましたが、年齢は16～45歳で、うち5名は2回目の接種が終わって24～72時間で発症、あとの1名は1回目の接種後16日も経ってからでした。

心筋炎の最初の症状は胸痛や胸苦しさです。血液検査のデータが正常値の10～400倍も上昇しており、体内で激しい炎症が起こっていることを物語っています。特徴的だったのは心電図です。インフルエンザ感染などでも起こりうる「心外膜炎」の徴候とともに、心筋梗塞にも似た波形になっていました。

イスラエルの冬は12～3月で日本と同じですが、この時期、同国での心筋症の患者は平均1・17人であり、それに比べて6名という数は、異常だと報告者は述べています。その後、メディアは、同じ症状を呈した患者が148人になったと報じています。

免疫性腎障害？

まだ世界中で3例が報告されているだけですが、腎臓にも障害が出てくることがわかりました。全身のむくみで発症した人の腎臓の組織を、バイオプシー（皮膚から針を刺して組織の一部をとる方法）で調べたところ、免疫異常で起こることが昔から知られている、特殊な変化が認められたのです。

論文では、ワクチンとの因果関係は断定できないとしながらも、接種直後の出来事であることから、懸念が示されています。

免疫性皮膚病？

私の周辺でも気になることが起こっています。第1回目の接種から1〜2週間して、皮膚の激しい炎症症状を示す人が少なからずいるのです。同じことが起こっていないか調べたところ、ファイザー社やモデルナ社のワクチン接種後、激しい皮膚の湿疹を呈した414名についての詳細な報告が米国でありました。

第1回目の接種後1～2週間してから、注射とは異なる部位に、じんましんのような変化を認めた人が半数近くいたのです。またドイツからの報告によれば、接種後、全身エリテマトーデスという自己免疫病の症状を呈し、検査データでも確認できたという人がいました。隠れていた病気が、ワクチン接種によって呼び覚まされたのではないか、というのが報告した研究者の考察です。

さらに国内のネット上では「多形滲出性紅斑《たけいしんしゅつせいこうはん》」という皮膚病の名前も飛び交っています。薬の副作用などで起こる皮膚病のひとつの形なのですが、それがワクチン接種後に認められたという話のようです。

私が見聞きしている皮膚の症状も、これらに非常によく似ています。「注射した部位とは異なること」「接種してから5日以上経っていること」「皮膚症状がさまざまであること」などが特徴で、メディアで語られている「想定された副反応」とは、あきらかに異なるものです。

ただし皮膚の病気は原因がさまざまで、症状も多彩、かつ頻度も高いことから、すべてをワクチンと結びつけることはできません。一方、高齢者医療に従事している現在の私の経験から、「普通でない事態が進行している」と言えるのも確かです。

これら以外にも、接種後に「不思議な症状を認めた」「理由もなく容体が悪化した」などの話が、続々と耳に入ってきます。医師として気の休まらない日々が、しばらく続きそうです。

なぜワクチンで副作用が起こるのか

では、なぜこのような副作用が起こるのでしょうか。実は、最近の研究から、ワクチンによって再合成されたトゲトゲたんぱくに、かなり激しい性質があることがわかってきました。トゲトゲたんぱくが、さまざまな細胞や酵素にある「糖鎖」を切断してしまうのです。

糖鎖とは何でしょうか。

細胞や酵素など身体にある物質のほとんどはたんぱく質ですが、その表面に藻のようにもやもやとくっついているのが糖鎖です。顕微鏡でも見えないくらいの微小なもので、細胞と細胞が情報伝達をするとき、あるいは抗原と抗体が反応を起こすときなどに働くものですが、詳細はまだわかっていません。

以前、私は動脈硬化症がどうして起こるのかを調べる研究をしていました。あるとき、糖鎖がポイントではないかと思い立ち、糖鎖を先端から順に切っていきながら細胞がどのように反応するのかを調べることにしました。

残念ながら途中で定年退職を迎えてしまったため、最後まで調べ切ることはできなかったのですが、一番先端にある「シアル酸」という糖が、ものすごく重要な役割を果たしていることがわかりました。この糖は、強いマイナスの電気を帯びていて、切断すると細胞やたんぱく質の性質が、がらりと変わってしまうのです。

30ページの右図は、私が発見したLDL（悪玉コレステロールを運ぶ脂質微粒子）上の糖鎖構造です。左の顕微鏡写真は、私が試験管内で育てていたヒトの内皮細胞ですが、数十個の細胞が隙間なく並んでいる様子が写っています。この細胞には、血液中の栄養素やホルモンを取り込んだり、血圧を調節したり、血液をさらさらにしたりするなど、大切な役割がいろいろあります。

ところが、この細胞は非常にナイーブで、わずかな刺激や環境の変化ですぐ死滅してしまうのです。部分的に死滅しても、周囲の細胞がすぐ分裂して隙間を塞いでくれ

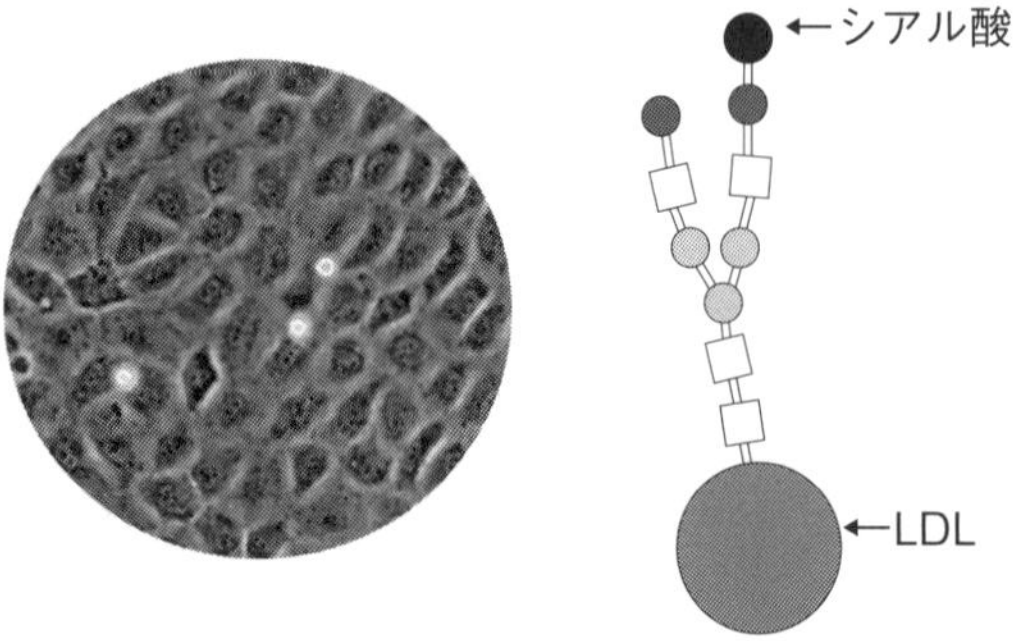

るのですが、私の経験では分裂を7〜8回繰り返すと、すべての細胞が分裂をやめてしまいます。つまり血管死です。

新型コロナに感染し重症になった人では、血管内皮細胞の損傷や、それに伴う血栓が多く発生することが知られていますが、ワクチンでつくられたトゲトゲたんぱくによっても、さまざまな部位の糖鎖が切断され、重大な障害が起こっているのではないかと推測されるのです。

糖鎖は血小板の表面にもあります。その先端にあるシアル酸をトゲトゲたんぱくが切ってしまうと、血小板の表面の性質ががらりと変わり、免疫細胞からみれば異物になってしまいます。つまり血小板が、自分自身の免疫システムによって破壊されてしまうことになり、これが自己免疫病の始まりとなるのです。

心臓に起こっているさまざまな病気でも、同じメカニズムが働いているのかもしれません。つまり心臓を包む膜や心臓の筋肉、あるいはそこに血液を送る血管の中で、トゲトゲたんぱくが免疫システムの異常反応を引き起こしている、というシナリオが考えられます。

腎臓でも、同じことが起こっているようです。ワクチンによってつくられたトゲトゲたんぱくが、腎臓の組織に何らかの悪影響を与え、免疫異常を起こしている可能性があります。ただし論文を書いた研究者は、まだトゲトゲたんぱくに対する認識をもっていないようで、そのような考察はしていませんでした。

【参考文献】

1) Seneff S, et al., Worse than the disease? reviewing some possible unintended consequences of the mRNA vaccines against COVID-19. IJVTPR, May 10, 2021.
2) Okada M, et al., Effects of modified low density lipoprotein and hypoxia on the expression of endothelial adhesion molecule-1, Eur I Med 24: 483-488, 1995.
3) Okada M, et al., Difference in the effects of cytokines on the expression of adhesion molecules in endothelial cells. Ann Med Interne 148: 125-120, 1997.

Ⅱ

ここが知りたい、コロナワクチン

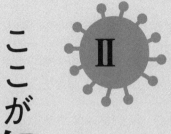

この章では、私のホームページの読者から寄せられた「素朴な疑問」をもとに、一問一答の形で最新情報をまとめました。

Q1 ワクチン接種を受けない人は集団免疫に貢献できないのですか?

A 免疫の主役となる抗体にもいろいろな種類があり、感染したときに役立つものは、とくに「中和抗体」と呼ばれます。すでに感染した人の自然免疫が、どれくらい長く続くのかを調べた研究がたくさんあります。それらの報告値をまとめると、中和抗体が半分になるまでの期間は2〜6カ月です。

知りたいのはワクチン接種の効果ですが、世界中で本格的な接種が始まってからまだ間もないため、はっきりしたことはわかっていません。つい最近、モデルナ社ワクチンの臨床試験(第I相試験)に参加したボランティア33名を追跡したデータが報告され、中和抗体が半分に減るまでの期間が、やはり2〜6カ月であることがわかりました。幅があるのは、免疫機能が複雑で評価の仕方がいろいろあるからです。

このことが何を意味しているかといえば、2021年の2〜3月頃、早々に接種を受けた人たちは、すでに免疫が切れている可能性が高いということです。

最近、「集団免疫」という言葉をよく聞くようになりました。大勢の人が自然感染やワクチン接種によって免疫を獲得すると、人から人への感染が起こりにくくなり、流行の終息や再発の予防が期待できる状態を指します。しかし、

- 大勢の人をいっせいに接種するのは不可能
- 最初のほうで接種した人は、効果がすでに切れている
- ワクチンの効果そのものに疑問がある
- 2回接種しても感染する人が多い
- マスク、手洗い、飲食の禁止などを守らない人がいる限り感染は終息しない
- たとえば麻疹《はしか》の免疫は終生続くため集団免疫が意味をもつが、新型コロナは性質が違う

・接種者が増えれば増えるほど、ワクチンによってできた中和抗体を逃れる変異ウイルスが出てくるため、いたちごっこになる

・強力すぎるワクチンのせいでウイルスが凶悪化し悲劇をまねく恐れもある

といった問題があります。したがって、この疑問に対する答えは「いくらワクチン接種に励んでも、集団免疫は永久に期待できない」ということです。

【参考文献】

1) Dan JM, et al., Immunological memory to SARS-CoV-2 assessed for up to 8 months after infection. Science, Jan 6, 2021.

2) Doria-Rose N, et al., Antibodies persistence through 6 months after the second dose of mRNA-1273 vaccine for Covid-19. N Engl J Med, Apr 6, 2021.

3) Quast I, et al., B cell memory: understanding COVID-19. Immunity, Feb 9, 2021.

4) Rabin RC, C.D.C will not investigate mild infections in vaccinated American. New York Times, May 25, 2021.

5) Zimmer C, We'll probably need booster shots for Covid-19. but when? and which ones? Jun 6, 2021.

Q2 ワクチン接種を受けたくないが、周囲の目が気になります。

A 私のもとには、「ワクチンを受けないと決めた人たち」から、たくさんのお便りが届きます。いま問題が起こっているのは、医療機関や介護施設、公的機関、企業、大学などに勤める人たち、またはそのご家族です。

「組織の中で受けていないのは自分だけ。周りの目が恐ろしい」

「もし集団感染が起こったらお前のせいだ、と言われた」

「医療人として失格だとなじられた」

「周囲の目が急によそよそしくなった」

「毎日、上司から人格を否定するような言葉を投げかけられている」

「接種を拒否することは許されない、との指令書が回ってきた」

「閑職に回された」

「解雇をほのめかされている」

「取引先から絶縁された」


などなど、耳を塞ぎたくなる言葉のオンパレードです。

この先、接種対象者がどんどん広げられていくにつれ、何が起こるのか想像するのも恐ろしい気がします。任意であったはずのワクチン接種が、どうしてこんな愚かしい事態を招いてしまっているのでしょうか？

重大な人権侵害であることはあきらかです。パワハラなどと生やさしいものではなく、傷害にも等しいレベルです。今後は法律問題と捉え、各自が所属する組織の責任者を相手に裁判を起こしていく、くらいの覚悟も必要かもしれません。

もし法律家の方にこの本を読んでいただいているなら、ぜひ「お悩み相談窓口」を開設し、疎外されている人たちを救ってあげてください。医学的な問題については、及ばずながら私がサポートをさせていただきます。

Q3 安心できるワクチンはありますか？

A すでに何種類かのワクチンが実際に使われていますが、さらに23種類もの新しいワクチンがほぼ実用化し、治験に入っています。海外メディアは、10種類を超えるワクチンが開発中だとも報じています。

現在、報じられている範囲で言えば、新型コロナワクチンは大きく2種類にわけることができます。ひとつはmRNAやDNAを用いた「遺伝子ワクチン」で、もうひとつが従来からある、いわゆる「不活化ワクチン」です。

いま世間の期待を集めているのは後者です。昔からあったワクチンで聞いたことがある言葉ですから、なんとなく安心感があるのでしょう。

簡単に言えば、遺伝子ワクチンがヒトの細胞内でコロナのトゲトゲたんぱくを作らせる方式であるのに対し、不活化ワクチンのほうは、実験動物や培養細胞内に遺伝子を注入して作らせたものです。つまりヒトの体内に遺伝子を注入するか、しないかの違いがあるだけです。

遺伝子ワクチンのほうは、従来のワクチンとは製造法がまったく異なっていて、「不活化」のイメージとはかけ離れたものとなっています。

しかし、どちらのタイプのワクチンにも、「きわめて有害なコロナのトゲトゲたんぱくを体内に入れる」という共通した懸念があります。ワクチンの危険性にかわりはないのです。

そこで、日本のメーカーなら安全なワクチンを作ってくれるはず、と期待を寄せている人も多いと思います。しかし日本国内ならではの問題も山積みなのです。

- 開発に乗り遅れてしまった
- 日本独自の技術がなく、海外の特許を利用するために莫大なお金がいる
- すでにワクチン接種が始まったいま、本物のワクチンと偽ワクチン（プラセボ）を使った治験が倫理的にやりづらくなった
- 外国に比べ圧倒的に感染者が少ないため、認可を得るためのデータが集まらない

などです。いずれにしても安心できるワクチンが製品化されるまでには、少なくとも10年はかかりますから、その間に、コロナ禍は終息してしまっていることでしょう。

【参考文献】

1) Kaabi NA, et al., Effects of 2 inactivated SARS-CoV-2 vaccines on symptomatic COVID-19 infection in adults. a randomaized clinical trail. JAMA, May 26, 2021.
2) Broom D, 5 charts that tell the story of vaccines today. World Economic Forum, Jun 2, 2020.

Q4 治療薬はいつできますか?

A この1年間、さまざまな薬が「新型コロナに効く」と報じられては、忘れられてきました。代表はレムデシベルとイベルメクチンでしょう。

結論を先に言えば、どちらの薬も、残念ながら海外での大規模な調査で効果が完全に否定されています。これらの薬を偽薬（プラセボ）と比べたところ、症状が回復するまでの日数に差がなかったのです。

今後、期待できるのは、マスコミで話題になっているような過去の薬ではありません。１００万種類を超える化学物質や鉱物、植物などの洗い出しに始まり、最終的にはコンピュータ合成によるまったく新しい薬の開発に、いま世界中の製薬企業がしのぎを削っています。

新薬開発のターゲットは3種類、つまり「トゲトゲたんぱく自体をブロックする薬」か、「トゲトゲたんぱくと受け皿（ACE2受容体）の結合を抑える薬」、あるいは「トゲトゲたんぱくの機能を助ける酵素を止める薬」です。すでにメーカー数社が、そんな新薬の開発に成功し、治験に入ったとの情報もあります。

ただし、懸念がひとつあります。許認可権を持つ米国の政府機関FDAと、感染症対策の総本山CDCのゴタゴタです。どちらも泣く子も黙る存在（だったの）ですが、トランプ政権の下、政治に振り回されてきました。加えて、コロナ騒ぎの中、ワクチンや新薬の申請が殺到し、手の回らない状態が続いているのです。

その結果、コロナワクチンがそうであったように、慎重であるべき新薬の審査が、かなりずさんになっているようなのです。わかりやすい例が、最近テレビでも大きなニュースになったアルツハイマー病の新薬です。アドバイザー委員会が反対したにもかかわらず認可されてしまったことから、3人が辞任するという騒ぎに発展しています。

信頼性の低いデータに振り回されないようにしつつ、新薬の開発に期待したいと思います。間もなく、その第一報が出てくる見込みです。

【参考文献】

1) 岡田正彦，ビジネスジャーナル「歪められた現代医療のエビデンス：正しい健康法はこれだ！」, on line.
2) Spinner CD, et al., Effect of remdesivir vs standard care on clinical status at 11 days in patiens with moderate COVID-19, a randomized clinical trial. JAMA. Aug 21, 2020.
3) López-Medina E, et al., Effect of ivermectin on time to resolution of symptoms among adults with mild COVID-19, a randomized clinical trial. JAMA, Mar 4, 2021.
4) FDA, Why you should not use ivermection to treat or prevent COVID-19. on line.
5) Mandavill A, The C.D.C.'s new leader follows the science. is that enough? Jun 10, 2021.
6) Kaplan S, F.D.A. still lacks a permanent chief, despite pressing, wieghty problems. New York Times, Jun 12, 2021.

Q5 では、コロナ禍を終息させる決め手は何なのですか？

A

ワクチンも治療薬もすぐには期待できないとなれば、何に望みをかければいいのでしょうか？

ウイルスは、宿主である人間がいなければ生き延びていくことができません。ウイルスが地球上に出現したのは30億年前とされますが、このときから現代まで人間を絶命させることなく、共存してきたことになります。

ウイルスは、自分が生き延びるため「ヒト→ヒト感染」を繰り返していますが、一度感染した人には免疫ができるため、逆向きに伝わっていくことはありません。感染しやすい人、しにくい人もいますが、ある「閉じた集団」、たとえば離島や山奥の集落などでは、一定の期間が過ぎれば必ず終息することになります。その速度は、感染力が強いウイルスほど早く、弱いウイルスではゆっくりです。

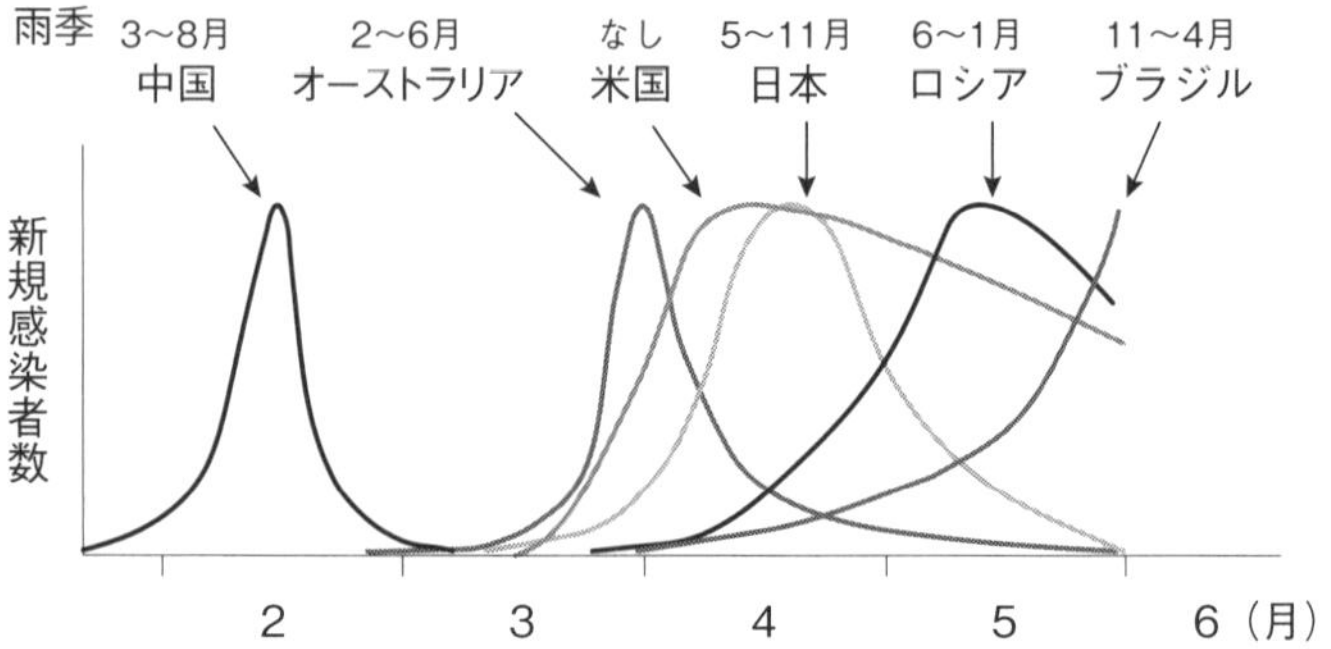

各国の雨季と新規感染者数

次に、インフルエンザやコロナなどのウイルスは、高温・多湿で分裂力が弱くなることが動物実験で確認されています。上の図は、２０２０年の１月〜５月における主な国の新規感染者数のグラフに、雨季の時期を重ねたものです。高温多湿が、感染の消長に何らかの影響を与えていることがわかります。

次ページの図の曲線は、これらの要素をすべて組み込み、私がコンピュータで予測計算をした結果です。ウイルス感染症の流行は、比較的短い時間で必ず終息するという自然法則があります。そのため予測計算も、数種類の実測データがあればできてしまうのです。

この大原則から外れて、感染の流行が第2波、第3波……と繰り返してしまうのは、「閉じた空間」から別の「閉じた空間」へと人間が移動してしまう

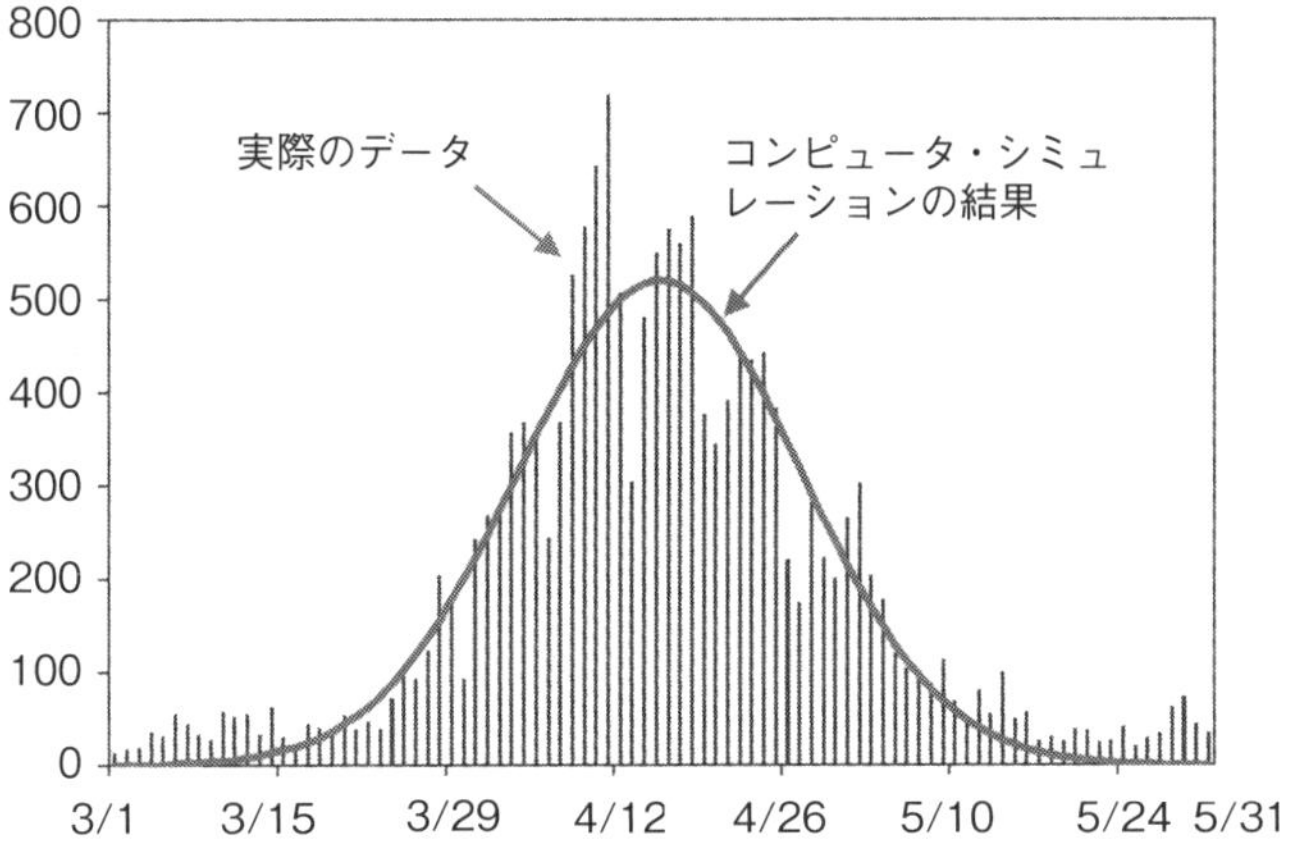

ウイルス感染症の流行と終息の予測

からにほかなりません。

それを止めれば……という発想から「行動制限」「ロックダウン」が行われてきたわけですが、一方で、これらの言葉に反感や嫌悪感を抱く人も少なくありません。理由は主に2つあり、ひとつが「効果を証明したデータがない」との主張で、もうひとつは「政府が国民の行動を規制するのは危険だから」ということのようです。

「公理」という言葉を学校で習った記憶があると思います。ある考えを進めていくとき、その前提となる基本原則のことで、通常は証明の必要がないもの（当たり前のこと）です。「人の動きを止めればウイルス感染は収まる」というのは、証明の必要がない公理です。

Q6 専門家の言うことは正しいですか?

A

ワクチンを促進する人にとっても、反対する人にとっても、まず大切なのは正しく理解することです。以下、専門家の意見もわかれてしまうような微妙な問題について、最新かつ確かな情報をまとめておくことにします。

①mRNAがDNAに逆変換され自分の遺伝子に組み込まれる?

mRNAは消耗品ですから、早晩、分解されます。また生物の大原則として、mRNAはDNAが格納されている核の中には戻っていかないようになっています。したがって逆変換は起こらず、組み込まれる可能性はほとんどありません。

②アストラゼネカ社ワクチンの運び屋ウイルスは、DNAへの組み込みをしない?

同社のワクチンでは、運び屋としてチンパンジーの風邪ウイルス(アデノウイルス）が使われています。ヒトの風邪ウイルスでは、すでに免疫を持っている人が多く、運び屋としては使えないからです。

多くの専門家は「アデノウイルスはＤＮＡへの組み込みをしないので安心」と述べています。しかし最近の動物実験でこの説は覆されました。結論だけを言えば、組み込みは必ず起こり、その頻度も、ある程度予測できることがわかりました。たとえばワクチン接種を２回受けると、肝臓だけで96カ所に組み込みが起こる計算になります。つまり、このワクチンに含まれている遺伝子は、あなたのＤＮＡの中に永久に残ってしまう可能性があるということです。

③ワクチンで不妊や奇形児が生まれたりしない？

いま世界的に流れている噂のひとつが、ワクチンが不妊や奇形の原因になるのではないか、というものです。最近、それを打ち消すかのような論文が米国で発表されたことから、逆に「ワクチンは妊娠に影響を与えない」という誤った情報にすり替わってしまうという珍現象も起きています。

その論文は、妊娠中にワクチン接種を受け、無事に出産に至った７１２人を調べたところ、早産や超低出生体重児、奇形などの割合が従前の統計値と同じで、増加傾向は認められなかった、という分析結果を報じたものでした。

しかし、分析の対象となった妊婦の大部分（700人）は、妊娠27週以降に接種を受けた人たちであり、対象者も少なく、人種や年齢層も統計値のそれとは異なっていました。発表した研究者も、「この結果は妊婦に対するワクチンの安全性を保証するものではない」と述べているくらいなのです。

政治家や専門家と称する人たちが、誤ったニュースを流し始めていますので、要注意です。とくに不妊の問題は難しく、簡単に答えを出せない性質のものですから、騙されないようにしてください。

なお、調査の対象人数が4000人ほどだったと報じたメディアもありますが、実際に追跡できたのは前記のとおりでした。

④変異ウイルスは本当に危険なのか？

変異ウイルスが次々に現れています。各地で感染が拡大するたび、あたかも「変異ウイルスのせい」であるがごとく、行政の言い訳に使われているような気もします。

はたして変異ウイルスは、感染再拡大の原因になっているのでしょうか。
難しいのは、どうやって「感染力」や「致死率」を求めるのかです。たとえば、大勢の若者がスポーツ観戦などで大騒ぎをして、たまたまその中に変異ウイルスの感染者が1人いたため100人くらいに感染が広がったとします。単純に統計をとれば、この変異ウイルスは1人が100人に感染させるほど強い、ということにされてしまいます。

つまり、多様で予測不能な人間の行動が絡み合っているため、ウイルスの性質だけをわけて調べることができないのです。私自身、1年以上前から、感染の拡大や終息を予測するコンピュータ・モデルの構築に取り組んできましたが、ウイルスよりも人間の性質のほうが複雑すぎて、迷路に迷い込んでしまっています。

たとえば200匹くらいのネズミを用意して公平に2つのグループにわけ、それぞれを大きなカゴに閉じ込めた場面を想像してください。その一方に、変異ウイルスを感染させたネズミを、もう一つには従来型ウイルスを感染させたネズミを、それぞれ1匹ずつ入れます。1週間くらい経ったら、すべてのネズミを解剖して、何匹に感染が起こっていたかを調べる、という方法なら、少しはましなデータが得られそうです。

ただし、この方法では、実験する人も感染してしまうかもしれません。

現在、テレビなどで報じられる感染力や致死率は、どれも信頼性に欠けているように思われます。それでも、世界中の研究者たちが、あの手この手で実験や予測をしてくれたデータがあり、少しずつですが、正しいことがわかってきています。

たとえば話題のインド株（デルタ株）は、感染力が確かに強そうですが、「重症化しやすいか」、「ワクチンは有効か」など、肝心な点がまだわかっていません。

【参考文献】

1) Zhang L, et al., Reverse-transcribed SARS-CoV-2 RNA can integrate into the genome of cultured human cells and can be expressed in patient-derived tissues. PNAS 118, 21, 2021.
2) Wu F, et al., A new coronavirus associated with human respiratory disease in China. Nature, Mar 12, 2020.
3) Sit THC, et al., Infection on dogs with SARS-CoV-2. Nature, Oct 20, 2020.
4) Cullen BR, Nuclear RNA export. J Cell Sci 116: 587-597, 2003.
5) Vargas DY, et al., Mechanism of mRNA transport in the nucleus. PNAS 102: 17008-17013, 2005.
6) Nirenberg E, No, really, mRNA vaccines are not going to affect your DNA. on line, Nov 25, 2020.
7) Stephen SL, et al., Chromosomal integration of adenoviral vector DNA in vivo. J Viol 84: 9987-9994, 2010.
8) Shimabukuro TT, et al., Preliminary findings of mRNA Covid-19 vaccine safety in pregnant persons. N Engl J Med, June 17, 2021.

Q7 変異ウイルスはなぜ発生したのですか？

A インフルエンザではタミフルという特効薬があります。この薬が効かない変異ウイルスが蔓延しているのですが、実はその原因が、「日本人がタミフルを乱用したため」と諸外国から非難を受けています。

コロナワクチンの効果に関する調査が盛んですが、多くは「効果が高い」ように見せかけるためにメーカー主導で行われているものです。つい最近、それらとは一線を画す、かなり厳格な調査が南アフリカで行われました。同国は、アストラゼネカ社ワクチンの治験が最初に、かつ濃密に行われたところです。

調査では、アストラゼネカ社ワクチンが、同国で発生した変異ウイルスに有効かどうかが検証されました。結論は、同社のワクチンは変異ウイルスに対して有効性がまったくないというものでした。

この結論から考えられることはただひとつしかありません。「南アフリカで変異ウイルスが発生したのは、同国で集中的に使われたワクチンが原因だった」ということです。私の当初の懸念が現実のものとなってしまったようです。

日本でワクチン接種が集団で行われたあと、もしそこでクラスターが発生したりすると、そのときこそウイルスにとって、ワクチンに負けない変異を遂げるチャンスとなります。

ワクチン接種を受けた人たちには、ウイルスを変異させないよう最大限の注意を払う、つまり自身が絶対感染しないという責任が生じたのです。

「集団接種が行われた町には怖くて行けない」、「職員の全員が接種を受けた病院は嫌だ」、「一家全員が接種を受けた親戚とは会いたくない」……。今後、そんなことを考える人が出てきてもおかしくはありません。

【参考文献】
1) Tracking coronavirus vaccinations around the world. New York Times, May 26, 2021.
2) Madhi SA, et al., Efficacy of the ChAdOx1 nCoV-19 Covid-19 vaccine against the B.1.351 variant. N Engl J Med, May 20, 2021.

Q8 ウイルスが変異するメカニズムを知りたいのですが。

A 数年前、ダーウィンの進化論の現代語訳が『種の起源（上下巻）』（光文社古典新訳文庫）という邦題で出版されました。それを読んで、改めて進化論の奥深さに触れると同時に、この説を否定する声が高まっていることも知りました。

否定意見というのは、たとえば「キリンの首が長いのは、高い木になっている実を食べることができ生存競争に打ち勝ったから、というのであれば地球上の生き物はすべて首が長くなっているはず」といったツッコミです。しかし自然淘汰説が根本から間違いなのではなく、生物の種ごとに何か固有の力も一緒に働いてきた、ということではないでしょうか。

そう考えると、ウイルスが変異を遂げてきた理由もわかってきます。インフルエンザウイルスがよく研究されていますので、これで見ていきましょう。まず、ウイルスの変異には以下の3つの様式があります。

①遺伝情報1個単位の突然変異
②まとまった遺伝情報の大幅な組み換え
③性質が異なるウイルスに同時感染した場合の相互組み換え

この順番に変異は大きくなり、ときに困ったことが起こります。以前、大きな問題となった新型インフルエンザや鳥インフルエンザは3つめのタイプで発生したと考えられています。

ヒトのDNAは、ファスナーのように2本で1組のひも状となっています。その片方に変異が生じると、ちょうど部分的に壊れたファスナーのように凹凸が生じるため、酵素がそれを見つけ自動的に修復してくれるようになっています。

しかし、コロナもインフルエンザも1本のRNAしか持たないため、自動修復機能が効きません。そのため、絶えずランダムに生じている「突然変異」がそのまま残り、溜まっていくことになります。

そこで「自然淘汰」が働き、ワクチン接種による中和抗体、あるいは特効薬から逃れることができた変異を有するウイルスだけが生き残っていく、ということではないかと推測されるのです。

以上の考察から、ウイルスの変異を促す要因はあきらかです。「感染が濃厚に発生している」か、あるいは「ワクチン接種が大集団で密に行われている」ことです。

幸い、まだ日本はどちらの条件も満たしていませんので、日本固有の変異は生じていないはずなのですが……。

【参考文献】

1) Antigenic drift vs antigenic shift. Immunology & Microbilogy, Oct 25, 2018.
2) How the flu virus can change: “drift” and “shift”. CDC, Oct 15, 2019.

Q9 ワクチンは本当に効いているのですか？

A

ファイザー社ワクチンが世界でもっとも広く知られています。効果が高く、副作用も少ないと説明されていますが、本当でしょうか？

有効性を示す唯一の根拠とされているのが、２０２０年12月31日に発表された「１編の論文」でした。そこで示された「有効率95パーセント」との情報が世界を駆け巡り、ワクチンを推進する人たちのバイブルとなっています。この論文を掲載した専門誌（ＮＥＪＭ）も、よほど自慢だったらしく、会員となっている私の手元にも、繰り返し「掲載のお知らせ」が届きます。

しかし、この論文には数々の疑惑があります。

疑惑その１

もっとも重大な疑惑は、有効率95パーセントという数値そのものにあります。総人

	ワクチン接種あり	ワクチン接種なし
総人数	18,198 人	18,325 人
感染した人	8 人	162 人
そのうち重症化した人	1 人	9 人
感染して重症化した割合	12.5%	5.6%

数3万6523人と対象者が多い点は評価できるのですが、高熱などあきらかな症状を呈した人だけにしかPCR検査が行われていなかった点です。

米国の政府機関FDAあてに会社から提出された大部の資料によれば、3410人の疑い例があったにもかかわらず、PCR検査が行われていませんでした。これらを合算すると、有効率は「95%」でなく、わずか「19%」となってしまいます。

疑惑その2

次に、「ワクチンが重症化を防ぐ」と政治家や専門家が述べていますが、それもこの論文がもとになっています。掲載されているデータを、著作権に触れないよう形を変えて上表にまとめてみました。

このデータから、論文の執筆者は「接種したグループでは重症化した人が1名しかおらず、重症化を防いでいる」と書いています。

この記述はあきらかな間違いです。なぜなら、「重症化した人÷感染した人」という計算をすべきだからです。その結果は、最下段に示したようになりますが、接種した人のほうが12・5％と、接種なしの5・6％に比べて、はるかに重症化しやすいことがわかります。この数字は、論文には記載されていません。

疑惑その3

論文には、「1回目の接種をしたあとから、2回目直前までの3週間」における有効率が52・4％に過ぎなかったと記載されています。

ところが、この計算には「1回目の接種直後から7日以内に感染した人数」が意図的に加えられていました。この期間は、ワクチンの効果がまだ現れていないはずですから、感染者を数えれば、ワクチン接種群でもプラセボ群と同じくらい多かったはずです。

このことに気づいたフランスのある研究者が、この人数を除外して計算しなおすと有効率は92・6％になる、という主旨の記事を最近、発表しました。原著論文で報告されたものより、本当はずっと良い値だったのです。

さて、このややこしい話はどう理解すればよいのでしょうか？　なぜ執筆者らは、わざと低い値を報告したのでしょうか？

もう、おわかりだと思います。「ワクチンは2回打たないと効果がない」という話にしたかったのです。そうでなければ、会社の売上げが半分に……。

疑惑その4

ファイザー社と米国FDAとの間で交わされた「ブリーフィング記録」なる文書が存在します。それを見ていて、気づいたことがあります。

論文には、1回目の接種を行ってからの112日間、「ワクチン接種群」と「プラセボ接種群」における、新規感染者数の推移を記録した折れ線グラフが提示されています。

一方、ブリーフィング記録には、そのグラフに加え、日を追うごとに協力者数が減っていく様子も示されていて、77日目には早々と半数を割っていることがわかりました。これが何を意味しているかといえば、慎重に進めるべき追跡調査の途中で、協力者がどんどん脱落し、いなくなっていたということです。
途中で脱落していく人が多ければ、グループ間に偏りが生じるなど、調査結果の信頼性を著しく損ねることになります。実際、ずさんな調査ほど脱落者が多いことは、歴史が示しているところです。「副作用がきつくて嫌になった」などは、脱落理由の定番として知られています。

現時点で判明している疑惑は以上です。この論文の掲載を決めたNEJM誌の編集長エリック・J・ルービン氏（ハーバード大学非常勤教授）は、「全人類」の未来永劫にわたる健康被害に対する責任を負ったことになりますが、どのように考えているのか、聞いてみたい気がします。
南スーダンに派遣された自衛隊を取材、政府の隠ぺい体質を告発した、布施祐仁・三浦英之著『日報隠蔽』（集英社）という優れた報道ノンフィクションがあります。その帯に書かれていた言葉を最後に引用させていただきます。

「結局すべてがウソなんじゃないか――」

【参考文献】

1) Polack FP, et al., Safety and efficacy of the BNT162b2 mRNA Covid-19 vaccine. N Engl J Med, Dec 31, 2020.
2) Pharm XW, Correspondence to 'Safety and efficacy of the BNT162b2 mRNA Covid-19 vaccine.' N Engl J Med, Feb 17, 2021.
3) Doshi P, Pfizer and Moderna's "95% effective" vaccines - we need more details and the raw data. thebmjopinion, Jan 4, 2021.
4) Skowronski DM, et al., Safety and efficacy of the BNT162b2 mRNA Covid-19 vaccine. N Engl J Med, Apr 21, 2021.
5) Pfizer and BioNTech, Vaccines and related biological products advisory committee meeting. FDA Briefing Document. Dec 10, 2020.

Q10 ウワサがたくさん流れていますが、本当ですか？

A

騙しのテクニック、騙されないための知恵をまとめておきます。

①後ろ向きに注意

最近の学術論文で多いのは、「ワクチン接種を自分の意思で受けた人と、受けなかった人を比べたら、受けた方の人たちで感染率が小さかった」と結論したものです。この結果は正しいでしょうか。

「自主的にワクチンを受けた人たち」と「受けなかった人たち」をあとになって比べただけなのですから、両群には何か偏りがあるはずです。たとえば接種を受けた人たちの多くが年長者で、もともと健康に関心があり、日頃から感染予防もしっかり行っていたかもしれません。

書評・記事掲載情報

◉ 朝日新聞　書評掲載　2021 年 6 月 19 日

『多数決は民主主義のルールか?』　斎藤文男 著

「多数決は民主主義の基」とか「多数決に従え」が、いかにも万能薬のごとくに用いられる。それは本当か、詐術ではないか、との不安や不信がこの社会には広がっていまいか。そこにメスを入れた書を読みたいという思いから、本書を手に取ることになった。

一読しての感想になるのだが、著者の「むすび」の言によってなるほどとうなずくことになる。

多数決が民主主義の基という言い方は、民主主義を「多数の支配」と見るなら正しく、「人民の自己統治」と見るなら誤りということになる。加えて、多数決には「普遍的人権を侵害してはならない」という限界があるという。では人権とは何なのか。それは時代と社会により変わり、最終的には私たちの「意識と行動」が決定する。著者の説明はわかりやすい。

<中略>

多数決が横暴を極めるのも抑制されるのも、それぞれの国の民主主義理論とその制度の背景にいかなる思想があるのかが重い意味を持つという。著者自身、日本各地の市民立法運動に関わっているため、運動論を踏まえての体験も語られている。分析や指摘が現実的な視点に還元され、鋭さがある。

民主主義下の多数決の有効性は、実は各国の国民の政治的成熟度にかかっている。

（保阪正康・ノンフィクション作家）

◉ 共同通信配信　書評掲載　2021 年 4、5、6 月

「平成都市計画史」　饗庭 伸 著

<前略>戦後日本の転換期というべき平成の 30 年間に、私たちの多くが暮らす都市はどのように変容したのか。本書は都市計画の視点から鮮やかに描き出す。

<中略>

本書では現行の都市計画法が制定された 1968 年以降を都市計画の「成熟期」と呼ぶ。その特徴は、拡大する都市に、縦方向には容積率、横方向には農村との線引き、という画一的な規制を設けつつ、開発計画に応じて規制が柔軟に外され得ること。著者はこうした成熟期の仕組みを都市計画の「呪い」と表現する。それは解き方まで含む。

呪いの解き方がさまざまな位相で試されたのが、成熟期後半の平成期だった。国が大ざっぱに定めた法は、地方分権により市町村へと委ねられ、住民と市場が主体的に都市計画を実践するための制度が整えられていく。<中略>こうした平成都市計画を民主化の過程と捉えている。

<中略>

都市計画民主化のプロジェクトはなお未達なのだ。これを引き継ぎ、発達させることは、ポスト平成の課題と言える。安易な処方箋を与える代わりに、都市と都市計画の現在地を、歴史的経緯を踏まえて明快に提示する本書は、その課題に取り組む際の道具立てとしてふさわしい。広く読まれるべき書物だろう。（評者：市川紘司　東北大助教）

花伝社ご案内

◆ご注文は、最寄りの書店または花伝社まで、電話・FAX・メール・ハガキなどで直接お申し込み下さい。
（花伝社から直送の場合、送料無料）
◆また「花伝社オンラインショップ」からもご購入いただけます。　https://kadensha.thebase.in
◆花伝社の本の発売元は共栄書房です。
◆花伝社の出版物についてのご意見・ご感想、企画についてのご意見・ご要望などもぜひお寄せください。
◆出版企画や原稿をお持ちの方は、お気軽にご相談ください。

〒101-0065　東京都千代田区西神田2-5-11 出版輸送ビル2F
電話　03-3263-3813　FAX　03-3239-8272
E-mail　info@kadensha.net　ホームページ　http://www.kadensha.net

好評既刊本

新版 波浮の港
秋廣道郎 著　1,870円（税込）
四六判上製 978-4-7634-0965-2

●大島・波浮の港。開削者秋廣平六の末裔の著者が、ユーモラスな筆致で島の暮らしを描く。

日本学術会議会員の任命拒否
小森田秋夫 著　1,100円（税込）
A5判ブックレット 978-4-7634-0958-4
何が問題か
●前代未聞の「新会員任命拒否」はなぜ起こったのか？「学問の自由」の歴史的意味を問う！

米中新冷戦の落とし穴
岡田 充 著　1,870円（税込）
四六判並製 978-4-7634-0952-2
抜け出せない思考トリック
●米中対決はどうなる。コロナ禍の世界潮流を整理しながら、新冷戦の「虚妄」を明らかにする。

ノスタルジー
バルバラ・カッサン 著　1,980円（税込）
馬場智一 訳
我が家にいるとはどういうことか?　オデュッセウス、アエネアス、アーレント
四六判並製 978-4-7634-0950-8
●コロナ禍による世界喪失の世紀に、古代と20世紀の経験から光を当てる「ノスタルジー」と「故郷」の哲学。

地球平和憲章 日本発モデル案
9条地球憲章の会 編著　1,100円（税込）
A5判ブックレット 978-4-7634-0968-3
地球時代の視点から9条理念の発展を
●「地球時代」の視点から9条をとらえ直し、「地球平和憲章」を、いま日本から世界へ！

ガーベラを思え
横湯園子 著　1,650円（税込）
四六判並製 978-4-7634-0953-9
治安維持法時代の記憶
●母が決して語ることのなかった「拷問」の記憶――治安維持法の時代を生き延びた、家族の物語。

恵那の戦後教育運動と現代
佐貫 浩 著　1,870円（税込）
四六判並製 978-4-7634-0967-6
『石田和男教育著作集』を読む
●70年間に及ぶ膨大な実践と記録。石田和男の教育実践と思想、その現代的意味を読み解く。

小中一貫教育の実証的検証
梅原利夫・都筑 学　2,200円（税込）
山本由美 編著
心理学による子ども意識調査と教育学による一貫校分析
A5判並製 978-4-7634-0959-1
●小中一貫教育は、子どもたちにどんな影響をおよぼしたのか？20年の「成果」を検証した画期的研究の集大成。

博論日記
ティファンヌ・リヴィエール 作　1,980円（税込）
中條千晴 訳
A5判並製 978-4-7634-0923-2
●高学歴ワーキングプアまっしぐら⁉な文系院生の笑って泣ける日常を描いたバンド・デシネ。　推薦：高橋源一郎

未来のアラブ人3
リアド・サトゥフ 作　1,980円（税込）
鵜野孝紀 訳
中東の子ども時代（1985―1987）
A5判並製 978-4-7634-0940-9
●ラマダン、割礼、クリスマス……　フランス人の母を持つシリアの小学生はイスラム世界に何を見たのか。

リッチな人々
ミシェル・パンソン、モニク・パンソン=シャルロ 原案　1,980円（税込）
マリオン・モンテーニュ 作　川野英二、川野久美子 訳
A5判並製 978-4-7634-0934-8
●あっちは金持ちこっちは貧乏、なんで？フランスの社会学者夫妻による、ブルデュー社会学バンドデシネ。

未完の時代
平田 勝 著　1,980円（税込）
四六判上製 978-4-7634-0922-5
1960年代の記録
●そして、志だけが残った―― 50年の沈黙を破って明かす東大紛争裏面史と新日和見主義事件の真相。

多数決は民主主義のルールか?

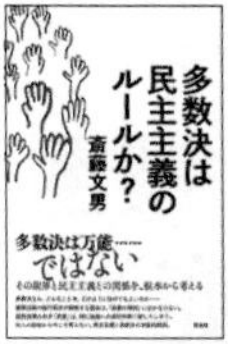

斎藤文男 著
1,650円（税込） 四六判並製
ISBN978-4-7634-0964-5

多数決は万能……ではない

重要法案の強行採決が頻発する国会は、「多数の専制」にほかならない。今こそ考えたい、民主主義と多数決の本質的関係。

立憲民主党を問う

政権交代への課題と可能性

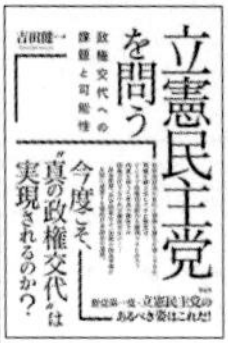

吉田健一 著
1,650円（税込） 四六判並製
ISBN978-4-7634-0971-3

今度こそ、"真の政権交代"は実現されるのか？

政治思想、外交政策など、気鋭の政治学者が大胆に提言する現代日本政治の進路。野党第一党・立憲民主党のあるべき姿はこれだ！

国境なき時代を生きる

忘じがたき記憶の物語

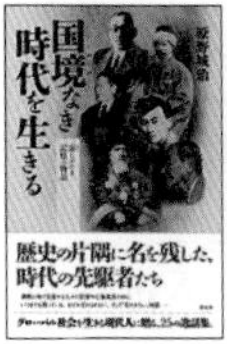

原野城治 著
1,980円（税込） 四六判並製
ISBN978-4-7634-0966-9

歴史の片隅に名を残した、時代の先駆者たち

異郷の地で交差する人々の記憶や心象風景の中にいつまでも残っている、なぜか忘れられない、そして"忘れがたい"物語。

社会問題に挑んだ人々

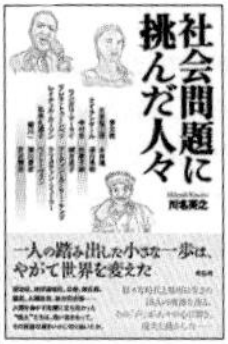

川名英之 著
2,200円（税込） 四六判並製
ISBN978-4-7634-0961-4

一人の踏み出した小さな一歩は、やがて世界を変えた――人類を脅かす危機に立ち向かった"偉人"たちは、高い志をもって、その困難な道をいかに切り拓いたか。様々な時代と場所に生きた18人の軌跡を辿る。

平成都市計画史

転換期の30年間が残したもの・受け継ぐもの

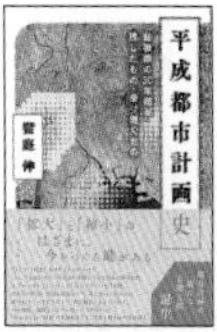

饗庭 伸 著
2,750円（税込） 四六判並製
ISBN978-4-7634-0955-3

「拡大」と「縮小」のはざまに、今をつくる鍵がある

平成期、想定外の災害に何度も直面しつつ、私たちはどのように都市をつくってきたのか？

7.4球磨川豪雨災害はなぜ起こったのか

ダムにこだわる国・県の無作為が住民の命を奪った

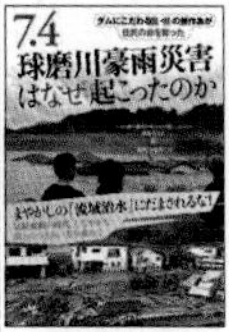

編集委員会 編著
1,320円（税込） B5判ブックレット
ISBN978-4-7634-0970-6

まやかしの「流域治水」にだまされるな！

気候変動の時代、しなやかな川とのつきあい方を求めて

21世紀の恋愛

いちばん赤い薔薇が咲く

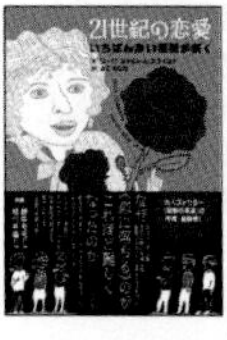

リーヴ・ストロームクヴィスト 作
よこのなな 訳
1,980円（税込） A5判変形並製
ISBN978-4-7634-0954-6

なぜ《恋に落ちる》のがこれほど難しくなったのか

古今東西の言説から現代における「恋愛」を読み解く。
推薦・野中モモ、相川千尋

「女医」カリン・ラコンブ

感染症専門医のコロナ奮闘記

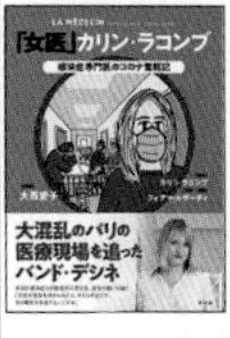

カリン・ラコンブ原作
フィアマ・ルザーティ原作・作画
大西愛子訳
1,980円（税込） A5判変形並製
ISBN978-4-7634-0963-8

大混乱のパリの医療現場を追ったバンド・デシネ

フランスで今一番有名な女性医師が未知の脅威と向き合った記録。

図書出版 **花伝社**

——自由な発想で同時代をとらえる——

新刊案内　2021年夏号

「八月ジャーナリズム」と戦後日本

戦争の記憶はどう作られてきたのか

米倉 律 著

2,200円（税込）四六判並製

ISBN978-4-7634-0975-1

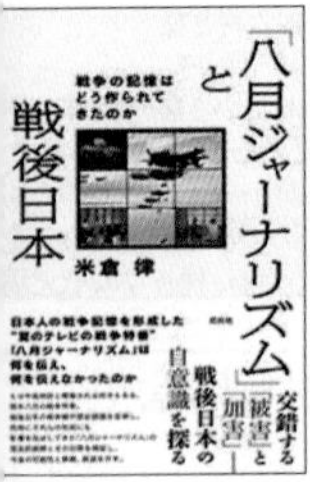

日本人の戦争記憶を形成した“夏のテレビの戦争特番”「八月ジャーナリズム」は何を伝え、何を伝えなかったのか

戦後日本の戦争観や歴史認識を反映し、同時にそれらの形成にも影響を及ぼしてきた「八月ジャーナリズム」の歴史的展開とその功罪を検証し、今後の可能性と課題、展望を示す。

デジタル馬鹿

ミシェル・デミュルジェ 著

鳥取絹子 訳

2,200円（税込）A5判並製

ISBN978-4-7634-0972-0

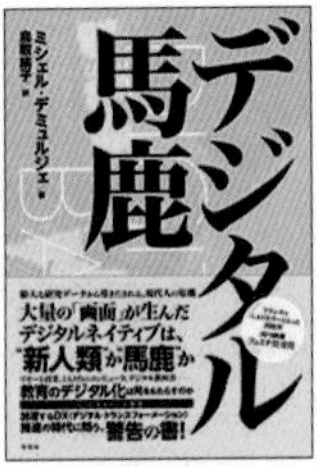

膨大な研究データから導きだされる、子供と現代人の危機
大量の「画面」が生んだデジタルネイティブは、“新人類”か“馬鹿”か。

リモート授業、1人1台のコンピュータ、デジタル教科書……教育のデジタル化=「GIGAスクール構想」は何をもたらすのか。加速するDX推進の時代に問う、警告の書！

2枚のコイン

アフリカで暮らした3か月

ヌリア・タマリット 作

吉田 恵 訳

1,980円（税込）A5判変形並製

ISBN978-4-7634-0974-4

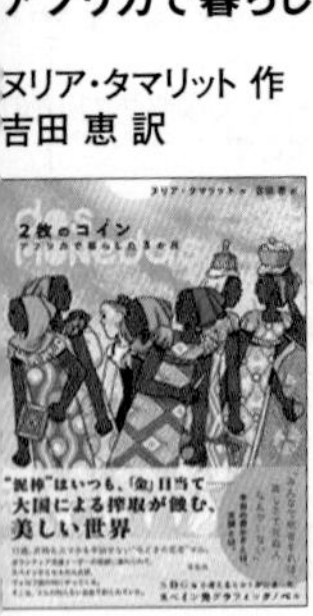

“泥棒”はいつも、「金」目当て——大国による搾取が蝕む、美しい世界

17歳、片時もスマホを手放せない“今どきの若者”マル。ボランティア支援リーダーの母親に連れられて、スペインからセネガル北部の村にやってくる…本当の豊かさとは、支援とは。SDGsを考えるヒントが詰まった、スペイン発グラフィックノベル。

この国の「公共」はどこへゆく

寺脇 研/前川喜平

吉原 毅 著

1,870円（税込）四六判並製

ISBN978-4-7634-0949-2

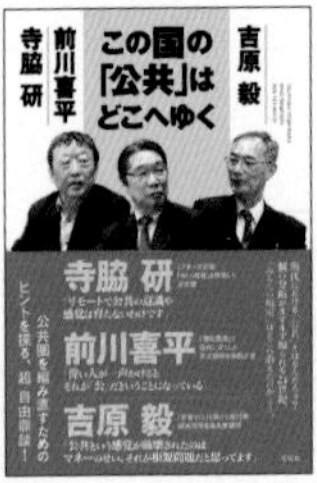

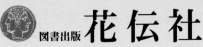

個の分断がますます煽られる21世紀、消えゆく「みんなの場所」を編み直すためのヒントを探る——

ミスター文部省として「ゆとり教育」を推進した寺脇研、「面従腹背」で国民に尽くした前川喜平、3.11後「原発ゼロ」を企業として真っ先に掲げた吉原毅の3人による、超・自由鼎談！

愛読者カード

このたびは小社の本をお買い上げ頂き、ありがとうございます。今後の企画の参考とさせて頂きますのでお手数ですが、ご記入の上お送り下さい。

書名

本書についてのご感想をお聞かせ下さい。また、今後の出版物についてのご意見などを、お寄せ下さい。

◎購読注文書◎

ご注文日　　年　　月　　日

書　名	冊　数

代金は本の発送の際、振替用紙を同封いたしますのでそちらにてお支払いください。
なおご注文は TEL03-3263-3813 FAX03-3239-8272
また、花伝社オンラインショップ https://kadensha.thebase.in/
でも受け付けております。(送料無料)

郵便はがき

料金受取人払郵便

神田局
承認

1238

差出有効期間
2023年1月
31日まで

101-8791

507

東京都千代田区西神田
2-5-11出版輸送ビル2F

㈱花伝社 行

お名前《ふりがな》 お電話
ご住所（〒　　　　　　） （送り先）

◎新しい読者をご紹介ください。

お名前《ふりがな》 お電話
ご住所（〒　　　　　　） （送り先）

だとすればワクチン接種とは無関係に、感染率も小さくなるに決まっています。このような方法は「後ろ向き調査」、「症例対照試験」、「観察研究」などと呼ばれ、コンピュータ内のデータを計算するだけですむため、手軽で費用もかからず、昔からよく用いられてきました。医師の多くも、この方法が正当なものだと信じています。

しかし意図的な誘導が可能であり、また常に誤った結論を出してしまうことから、医学を混乱させる原因ともなってきたのです。後ろ向き調査のデータは、科学的根拠になりません。

②過激な言葉

「ファイザー社の秘密文書が流出」、「製薬企業の元副社長が真相語る」、「ワクチンは人類を削減するための陰謀」、「PCRの感度が操作されている」など、うっかり信じてしまいそうな情報がネット上に溢れています。

しかし、製薬企業の秘密情報は流出していませんし、マンガのような過激な言葉の羅列を、プロの技術者がすることもありません。あちらこちらのサイトに出ているから、と信じてしまう人もいますが、ネット情報は簡単にコピペができてしまいますから、元はひとりのいたずら投稿だったりするものです。
にわかに信じがたい言葉には乗らないようにしましょう。

③薬の評価は難しい

新型コロナの治療薬にかける人々の期待には絶大なものがあります。代表はイベルメクチンでしょう。日本人がノーベル賞を受けた薬でもあり、期待が膨らむのも当然です。

新薬がひとつ開発されると、それを評価するために無数の調査が行われ、学術論文として発表されるのが普通です。しかし、スポンサーである製薬企業に忖度が働いていたり、業績をあせる研究者がいい加減な論文を書いたり、ときに製薬企業の社員がデータをねつ造したりと、その真偽を見わけるのが実は大変です。

そこで活躍するのが、そんな論文をすべて集め、ずさんなものを取り除いた上で、改めてデータを統計処理する、「メタ（超）解析」なる手法です。２０２０年、インフルエンザワクチンのメタ解析を行った論文が発表され、60年にわたる論争にやっと終止符が打たれたばかりです。

イベルメクチンを巡っては、ずさんな論文がほとんどで評価に耐えないというのが私の見立てです。つい最近、メタ解析の結果を報じた論文も発表されたのですが、文献の集め方に偏りがあり、信頼性に欠けると判断しています。

④本当の話がフェイクに発展

「ワクチン接種をした人に近づいただけで体調不良になった」「近づいただけで出血が止まらなくなった」という話が広まっているようです。

ワクチンに含まれているmRNAはウイルスのトゲトゲ部分を再生するだけですから、もちろん感染力はありません。ただ最近の研究で、ワクチン接種を受けたあと、体内で合成されたトゲトゲたんぱくが、呼気や唾液とともに体外に出ていく可能性が指摘されました。ここまでは本当の話です。

しかしトゲトゲたんぱく自体には分裂・増殖する能力がなく、また、たとえ飲み込んだとしても消化液で分解されてしまうだけです。しかも少量のトゲトゲたんぱくは、それこそ免疫力で排除されますから、そのことで健康被害を受ける可能性はないと言えます。

⑤基礎疾患のある人？

「基礎疾患のある人ほど感染すると死亡リスクが高いので……」。これも最近、よく聞くようになった言葉のひとつです。

以前、全国の新聞に「コーラは風邪を予防する」という海外ニュースが掲載されたことがあります。コーラがよく売れる季節は、風邪をひく人が少ないからと説明されていたのですが、どうでしょうか。

正しくは、コーラが売れるのは暑い季節→暑いとウイルスも元気がなくなる→だから風邪をひく人も少ない、という関係があるだけです。つまり、コーラの売上げと風邪が関係しているわけでなく、どちらも「暑い」という隠れた要因と因果関係にあるわけです。結局、コーラの宣伝に世界中が騙されたという話でした。

さて、基礎疾患の定義はよくわかりませんが（本来の意味から逸脱して使われているので）、何らかの体調不良を訴える人は非常に多く65歳以上の半数、血圧の薬を飲んでいる人は40歳以上の2人に1人という統計さえあります。

感染した場合の死亡リスクは基礎疾患の有無で左右されるわけではなく、「年齢」という要因と因果関係があるだけなのです。私自身、さまざまな病気のリスク因子をビッグデータで探る研究を行ってきました。しかし、いつも圧倒的な第一位が「年齢」となってしまい、論文を書くのに困っていました。

これは自然の摂理です。基礎疾患という言葉に怯えないようにしましょう。

⑥天秤にかける？

専門家や政府関係者などがテレビで述べる決まり文句があります。「ワクチンの副作用に遭遇するリスクと、感染してしまったときのリスクを天秤にかければ、その意義は自ずと明らか」というものです。

後者のリスクが高いと言っているわけですが、本当にそうなのでしょうか。これはワクチン問題を考える際の出発点となる、最重要テーマです。

天秤の一方に乗せるのはワクチンの副作用ですが、正確に言えば実態がまだよくわかっていません。そこで、（因果関係の証明は難しいとしても）接種後に死亡した人がいるのも確かですから、その「死亡率」を乗せてみることにします。

次に、天秤の反対側に乗せるのは、やはり「感染による死亡率」でなければつり合いがとれません。7月8日現在、国内でもっともコロナの死亡率が低いのは島根県で、人口１００万人当たり３・０人となっています。これは、国内でもっとも死亡者が多い大阪府の約１００分の１に相当し、米国ニューヨーク州に比べると約１３５０分の１なのです。

これほどまで重さが異なる物を、どうやって天秤で測れというのでしょうか。たとえばお肉屋さんで……、人の命にかかわる重大問題ですから軽率なたとえ話はやめておきましょう。

【参考文献】

1) Vasileiou E, et al., Interim findings from first-dose mass COVID-19 vaccination roll-out and COVID-19 hopspital admissions in Scotland: a national prospective cohort study. Lancet, Apr 23, 2011.

2) Makowski M, et al., Antibody persistence through 6 months after the second dose of mRNA-1273 vaccine for Covid-19. N Engl J Med, Apr 6, 2021.

3) Bryant A, et al., Ivermectin for preventive and treatment of COVID-19 infection: a systemic review, meta-analysis, and trial sequential analysis to inform clinical guidelines. Am J Ther, not accepted, 2021.

Q11 ワクチン接種が進んだ国では、本当に感染者が減っているのですか？

A

「ワクチン接種が進んでいる国で感染者が激減！」とのニュースが繰り返し報じられています。本当にそうなのか、検証してみましょう。

次頁のグラフは、英国における「新規感染者数の推移（棒グラフ）」と「ワクチン接種率（折れ線グラフ）」との関係を示したものです。2020年12月1日～21年4月末までの第3波を拡大した棒グラフに、1回接種を受けた人の全国民に対する割合（%）を折れ線グラフにして重ねてみました。

ただし接種後、その効果が発揮されるまでに4週間ほどかかりますから、折れ線グラフを実際の接種日より4週分だけ右方にずらしてあります。

2021年1月5日以降、新規感染者数が激減しており、とくに顕著なのは1月の1カ月間（網掛け部分）です。しかし、この間、英国国民が「ワクチン接種」を受け

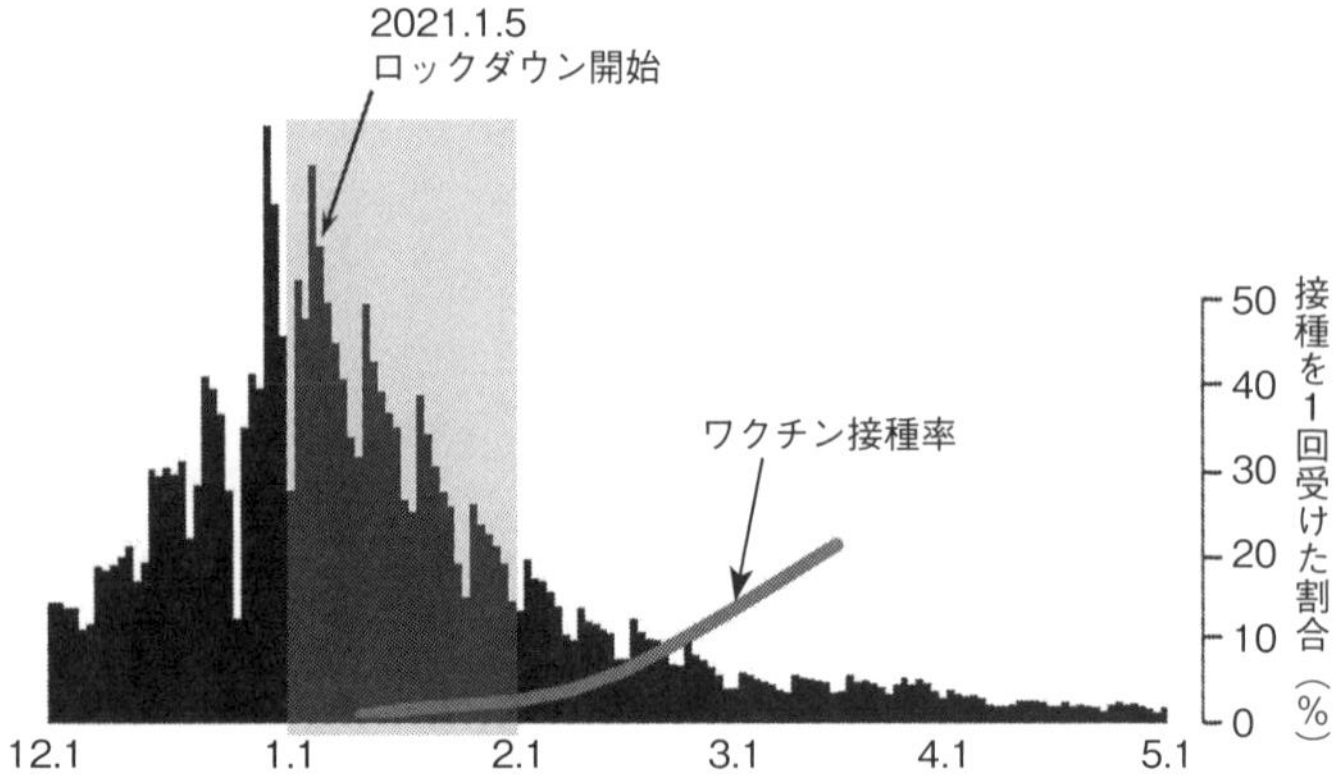

たのはわずか数パーセントにすぎず、しかも1回だけなのです。

一方、1月5日には「ロックダウン」が始まっています。外出は原則禁止、大学も含め学校はすべて閉鎖などで、7月まで続きました。日本とは比べものにならないほど厳しい行動制限です。

さらに次頁の図は、その2カ月後、6月末までの1日当り新規感染者数のグラフを作り直したものです。このときのワクチン接種率は、1回接種が全国民の85・2%、2回接種が62・7%となっていました。多くの国民が接種したはずなのに、感染者はふたたび増加しています。

はたしてワクチンは本当に効いているのでしょうか？

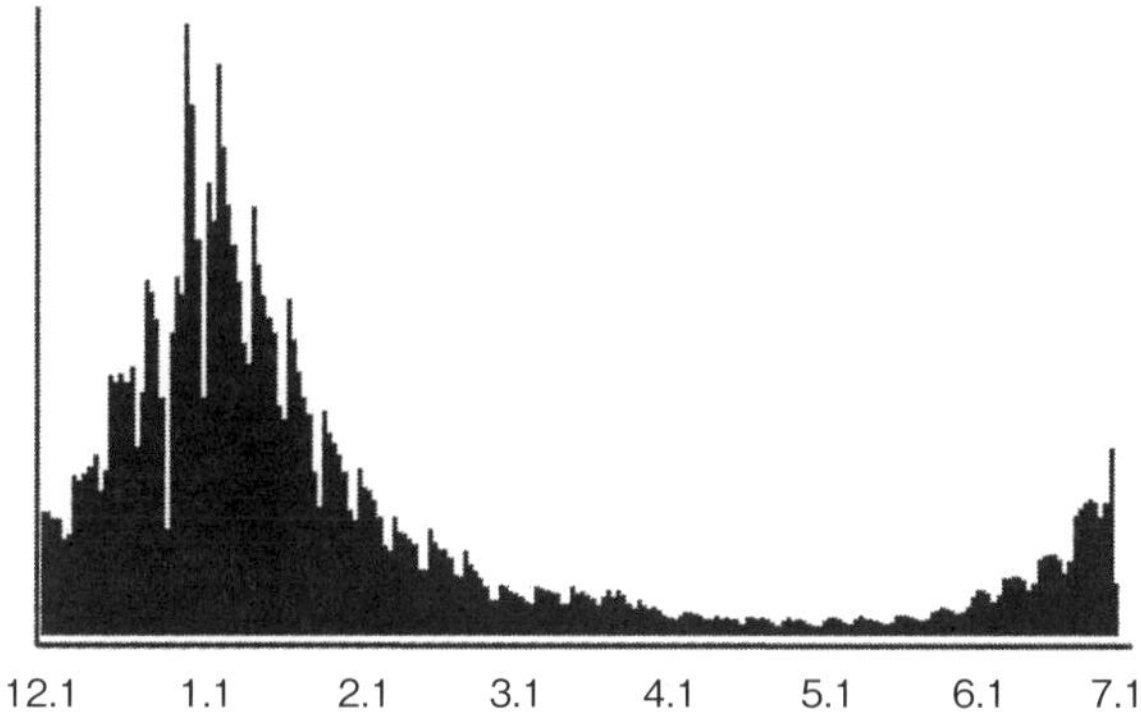

【参考文献】

1) Vasileiou E, et al., Interim findings from first-dose mass COVID-19 vaccination roll-out and COVID-19 hospital admissions in Scotland: a national prospective cohort study. Lancet, Apr 23, 2021.
2) Coronavirus (COVID-19) in the UK, GOV.UK, May 2, 2021.
3) Holder J, Tracking coronavirus vaccinations around the world. New York Times, May 11, 2021.

Q12 なぜ医師はワクチンについて正しい知識を持てないのでしょうか？

A 私がユーチューブに上げた動画「新型コロナワクチンは危険」に対して多かった感想のひとつが、これでした。以下、その理由を箇条書きで説明します。この考察は、私が30年ほどの歳月をかけて集めた国内外の確かな資料、および自身の体験に基づくものです。事情は欧米でも同じです。

①医師は、医学部を卒業したあと附属病院で研鑽を積む。しかし、そこは製薬企業からの莫大な寄付金が集まる場所であり、若手の指導に当たる教授、准教授、医局長などの肩書を持つ人たちは、常に製薬企業に忖度せざるをえない状況となっている。

②そこで指導を受けた若い医師たちは、製薬企業からもたらされる情報で洗脳を受けた状態で市中病院に就職し、あるいは自身のクリニックを開設し、同じ発想で医療

を実践していくことになる。

③市中病院やクリニックでは、ＭＲ（医薬情報担当者）と呼ばれる製薬企業の営業担当者から新薬の情報や論文のコピーをもらい、勉強したような気にさせられてしまう。病院内で開催される勉強会で、製薬企業のＭＲが講師を務めることもしばしば。

④ほとんどの医師は、医師免許のほかに専門医の資格を取得していくが、その資格を継続するには、定期的に開催される学会主催の講演会などに参加しなければならない。講演会では大学教授など有名医師が演壇に立つが、彼らは製薬企業から高額な謝礼と旅費を受け取り、豪華なホテルでの宿泊が約束されている。もちろん研究費と称する寄付金も受け取っている。

⑤つまり医師たちの耳には、製薬企業に不利な情報はいっさい入ってこない仕組みが出来上がっている。医師たちは「製薬企業の手のひらで踊らされている」と言っても過言ではないだろう。

⑥では正しい情報はどこにあるのか。これは、海外で日々発表される膨大な論文を読み込んでいくしかないが、当然、英文で書かれており、しかも高度な統計学が駆使された内容であるため、簡単に理解することはできない。

⑦というよりも学術論文には、巨大製薬企業が雇った数学のプロによる巧みな修飾が施されていて、医師たちはその罠から逃れることができないのである。

【参考文献】

1) Becker C, Relationships between academic medicine leaders and industry-time for another look? JAMA, Nov 10, 2020.

2) Justice department annouces largest health care fraud settlement in its history-Pfizer to pay $2.3 billion for fraudulent marketing. The United States Department of Justice, Sept 2, 2009.

Q13 そもそも、なぜ新型コロナウイルスは蔓延したのですか？

A

この問題を巡って、にわかに3つの説が注目を集めています。

第一の説

まず、「コウモリ・海鮮市場説」です。従来からあった、風邪などを引き起こすコロナウイルスは、中国・雲南省の大洞窟に生息するキクガシラコウモリが、ホストとして抱え込んでいる数千種類の微生物のひとつでした。それが突然変異を起こし、「新型コロナ」になったとする説です。

このコウモリは人間社会と隔絶された地域に生息しており、長い間、「野生生物—人間社会バランス」が保たれていました。では、なぜ今回、このバランスが崩れたのか？　そのシナリオは以下のように考えられます。

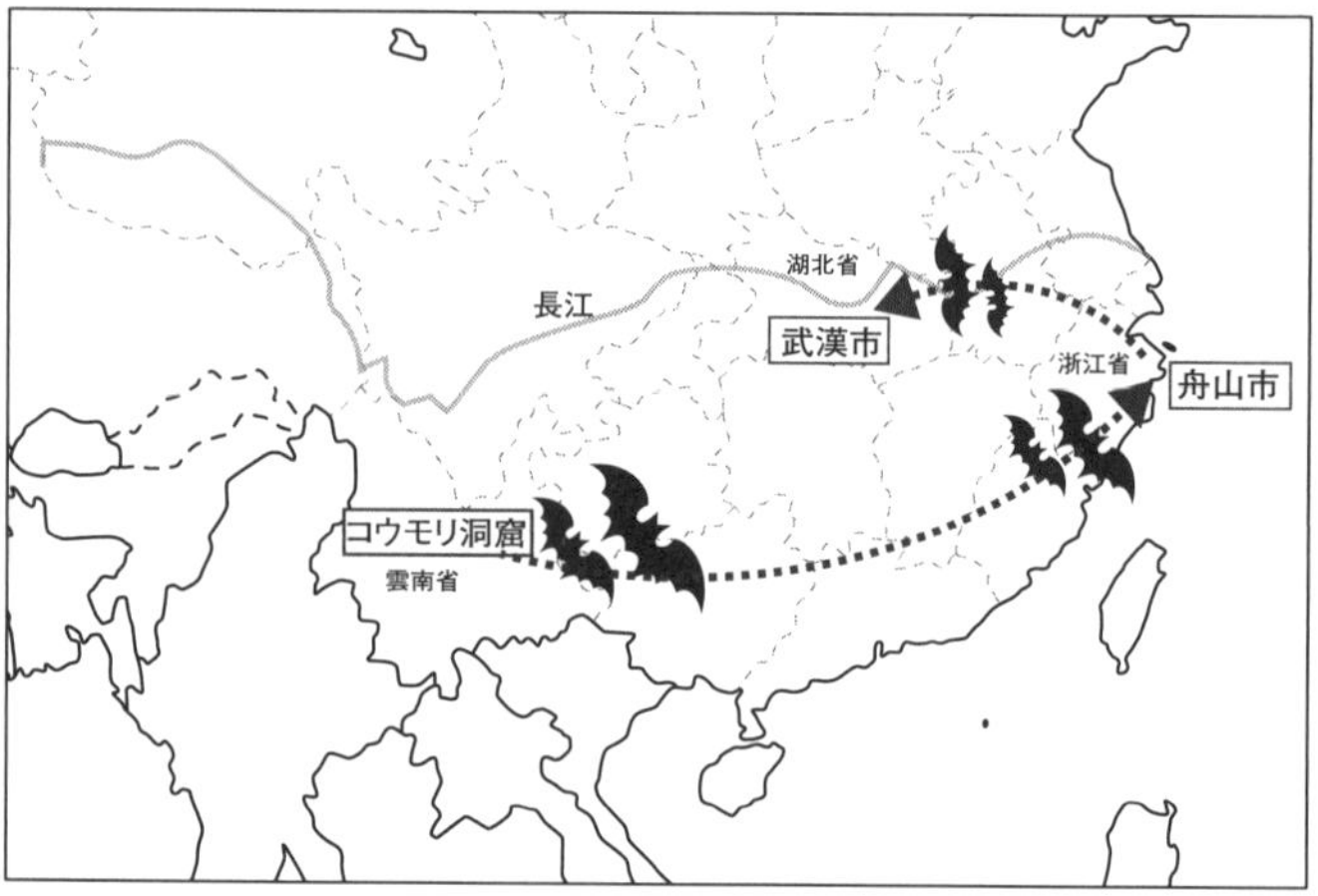

大洞窟に生息するコウモリ↓　赤や緑の光を好む性質があり強い照明に引き寄せられ1000キロを飛び越えた↓　浙江省・舟山市の食用ネズミに感染↓　同時に湖北省・武漢市にある海鮮市場の小動物や虫の死骸にもコウモリが集まった↓　その糞などから人間に感染（上図参照）

つまり人間の傲慢さが自然界の掟を破った……ということです。

浙江省・舟山市と河北省・武漢市を流れる大河・長江（その下流が揚子江）には、大きな橋がかかっています。その橋は、夜になるとライトアップされ、コウモリが好む「赤」と「緑」の照明に煌々と照らし出されていました。

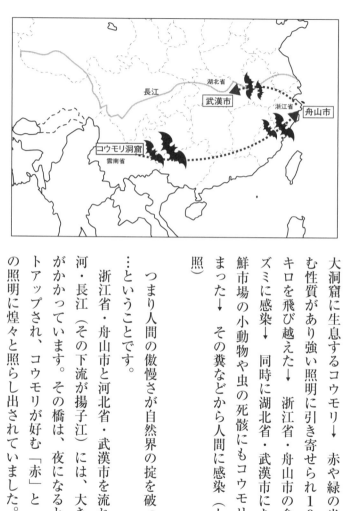

この説が正しいとすれば、大洞窟に生息するコウモリを撲滅すればよいことになります。ただし世界のメディアには、「コウモリに罪はないので殺さないで！」という論調の記事が少なくありません。コウモリが５００種類以上の植物の受粉に寄与しているからとか、デング熱など恐ろしいウイルス病を媒介する蚊を食べてくれるからだというのです。

しかし、いま改めて考えてみると、なぜ雲南省から１０００キロも離れた武漢市だったのかが不思議です。もっと近くにも大都市があり、河川があり、生きた動物を売る市場があり、赤や青の照明もあるからです。

第二の説

突然、ひとりの女性が世界の注目を集めました。名前はシー・ジェンリー（Shi Zhengli）、57歳の中国人です。中国武漢市のウイルス研究所に勤める主任科学者で、フランスで博士号を取得したのち、研究者として頭角を現し、以前から国際舞台で名を馳せていた人です。

研究テーマは、中国・雲南省の洞窟に生息するコウモリからコロナウイルスを採取し、ヒトに感染するメカニズムを解明すること。実験では、(新型ではない普通の)コロナウイルスの遺伝子組み換えなどを行っていました。

ことの発端は2020年初めでした。当時、発表されたばかりの新型コロナウイルスの遺伝子配列を眺めていた米国のウイルス研究者が、「突然変異と自然淘汰ではあり得ない組み合わせ」があることに気づきました。早速、仲間の研究者にメールしたものの同意が得られず放置されてしまったのですが、最近、その全文があきらかにされました。

そこに書かれていたのは、誰かが、コロナウイルスに新たな能力を持たせるための遺伝子改造を行ったのではないか、という疑惑でした。

最近になって、犯人の疑いをかけられたのが彼女でした。このような実験はGOF(遺伝子能力改造)と呼ばれ、ウイルスが対象の場合、リスクがきわめて高いことから、厳しい規制がかけられています。特別な許可を得た上で、レベル4と呼ばれる超厳密な感染防御を施した研究室で実験がなされなければならないのですが、彼女はレベル2という簡素な設備の部屋で行っていた、らしいのです。

しかも、あろうことか彼女は米国政府が支出する6000万円相当の研究費を、N

POを通じて非合法的に取得し、この実験を行っていました。

人工的な改造が疑われているのは、「トゲトゲたんぱく」がヒトの細胞表面にある「受け皿」に取りつく部分です。ここもたんぱく質なのですが、接着面で大切なのは6つのアミノ酸です。そのうち5つが、以前からあった風邪コロナウイルスと違っていました。

ただし人工改造説には疑問を抱く研究者も多く、5つのアミノ酸の並び方が完璧でなく、少し隙間ができてしまう。もし人工的に改造したのであれば、そのような手抜かりはするはずがないというのが、その主張です。

「あなたが造ったコロナの新型ウイルスが研究所から漏れ出たのでは？」とのメディアの問いに、彼女は上ずった声で否定の言葉を繰り返したとのことです。

第三の説

2020年3月、武漢市の研究者グループが、新型コロナウイルス241種類の遺伝子配列の分析に成功し、アメリカ国立医学図書館のデータベースに登録していました。数が多いのは、ウイルスにもそれぞれ個人差があるからです。

ところが2021年6月、米国のあるウイルス学者がそれを検索しようとしたところ「該当なし（not found）」となってしまいました。データがそっくり消えてしまっていたのです。幸い、グーグル・クラウドを徹底的に調べた結果、13の配列を復元することができました。消された配列の秘密は、まだ解明できていませんが、どうやら武漢市の海鮮市場を経由せずに感染が広がったことを示すものだったようなのです。

これは、「消された遺伝子配列」と題する論文であきらかにされた話ですが、そこには、さらに驚くべきことが書かれていました。新型コロナに感染した患者が最初に確認されたのは、公式には「2019年12月8日、武漢市の海鮮市場」とされています。しかし実際には、すでにその年の「9月29日に第1例目が確認されていた」と武漢大学の教授が語っていた記録が見つかったのです。

しかし同教授は、その後、「中国CDC」なる機関から叱責を受け、「12月8日以前に感染者はいない」ことにさせられてしまいました。この事実が何を意味しているのかはわかりません。

いままでも、これからも、ウイルスと人間との戦いは永遠に続きますが、どれが原因なのかによって、今後の対策もまったく違ったものとなります。

さて、どの説が正しいと思いますか？

【参考文献】

1) Wu F, et al., A new coronavirus associated with human respiratory disease in China. Nature, Mar 20, 2020.
2) Zhou P, et al., A pneumonia outbreak associated with a new coronavirus of probable bat origin. Nature, Mar 12, 2020.
3) Sun Z, et al., Potential factors influencing repeated SARS outbreaks in China. Int J Environ Res Public Health 17: 1633, 2020.
4) Ma W, et al., The pig as a mixing vessel for influenza viruses: human and veterinary implications. J Mol Genet Med 3: 158-166, 2009.
5) Gorman J, U.S. and Chinese scientists trace evolution of coronaviruses in bats. New York Times, June 1, 2020.
6) Ives M, Scientists say new strain of swine flu virus is spreading to humans in China. New York Times, June 30, 2020.
7) Alagona P, It's wrong to blame bats for the coronavirus epidemic. The Conversation, online.
8) Qin A, Buckley, A top virologist in China, at center of a pandemic storm, speaks out. New York Times, Jun 14, 2021.
9) Gorman J, et al., Scientist opens up about his early Email to Fauci on virus origins. New York Times, Jun 14, 2021.
10) Andersen KG, et al., The proximal origin of SARS-CoV-2. Nat Med 26:450-455, 2020.

11) Sills J, Investigate the origins of COVID-19. Science, May 14, 2021.
12) Zimmer C, Scientist finds early virus that had been mysteriously deleted. New York Times, Jun 23, 2021.
13) Bloom JD, Recovery of deleted deep sequencing data sheds more light on the early Wuhan SARS-CoV-2 epidemic. bioRxiv, Jun 18, 2021.

コラム ● COLUMN

薬に関する医学論文、別人執筆&製薬会社による情報操作が横行

「私はゴースト（お化け）に会った……」といっても夜な夜な古びた洋館に出没するあれではない」と、こんな書き出しで、米国のあるジャーナリストが書いた記事は始まります。お化けの正体はゴーストライターです。日本でも、たとえば聴覚障害がある人が作曲したはずの交響曲に、実はゴーストライターがいたというゴシップがありました。

以下、米国のゴーストライターの告白も含め、薬の効能を報じた医学論文の執筆に秘められた、驚きの事実をご紹介しましょう。

世界各国に拠点を置く巨大な製薬企業（ビッグ・ファーマ）が次々に開発する「新薬」は、宣伝の仕方次第で巨万の富を稼ぎ出す可能性を秘めています。たとえばジプレキサという統合失調症の薬は爆発的に売上げを伸ばし、ピーク時には米国内だけで

も5000億円を稼ぎ出しました。

さて、薬の調査は、その立案からデータ分析にいたるまでが非常に複雑で、膨大な時間と高度な技量を要する仕事です。かつ、データをまとめた論文を投稿したあとも専門家による厳しい審査があり、書き直しを繰り返し求められるのが普通です。そのため論文の執筆は、一人の医師の手には負えないほどの大仕事になってきています。

ゴーストライターたちの仕事は、ハイレベルなプロフェッショナルとして、論文執筆の肩代わりをすることであり、1回分の報酬が30〜40万円を超えるともされています。しかし彼らの名前が専門誌に載ることは決してなく、それどころか「関わった」ことのいかなる痕跡も残さないことが、製薬企業から求められています。

インタビューに応じたゴーストライターによれば、同業者が書いた論文かどうかを見分けるのは簡単だとのこと。超多忙なはずの有名医師が突然、一流と目される専門誌に長文の論文を書いたとき、ゴーストライターが書いたと思ってほぼ間違いないのだとか。

名前も顔も知られていない人、あるいは学術集会で研究発表をしていながら英語をうまくしゃべれない人が、いきなり超一流の専門誌に論文を載せたときも怪しいそうです。日本国内でも思い当たる事例がいろいろあります。

製薬企業が新薬を宣伝したいとき、まず自ら資金を出して、その薬が有効であることを示すための大規模調査を、大学病院など多数の医療機関に依頼します。データがまとまると、次にその筋の会社にお金を払い、表向きの著者となってくれそうな有名医師（通常は大学教授）を探してもらいます。選ばれたほうの医師は、たとえその調査にまったく関わっていなかったとしても、一流の専門誌に自分の名前が載る絶好のチャンスですから、喜んで引き受けてくれるはずです。

意図的な情報操作とは

さて、問題はここからです。前述したゴーストライターの告白によれば、自分が執筆を担当した論文には、例外なく製薬企業から意図的な情報操作を指示されていたというのです。

論文の最初のページには「要約」が載ります。多忙な臨床医や研究者たちは、そこしか読まないことが多く、したがってその内容は極めて重大な意味を持つことになります。その薬が有効かどうか、副作用はないのかなどが、すべてそこに凝縮されているはずだからです。ところが、その要約を本文担当のゴーストライターとは別の人物が書くことがあり、「いいところだけ」を強調した内容にすり替わってしまうのだとか。

米国の経済誌『フォーブス』にも、心折れて職業をかえた元ゴーストライターのリンダ・ロッジバーグ氏の告白が紹介されています。ＡＤＨＤ（注意欠陥・多動性障害）の薬の調査データを発表する論文をゴーストライターとして担当していたころ、たまたま自身が、この病名をつけられた子どもを抱えていて、その薬を飲ませていました。しかし薬が効いている様子がなく、論文の表向きの執筆者だった有名医師にこの疑問をぶつけたところ、「お前は黙って書けばいいのだ！」と言われてしまったのだそうです。

どの話も、薬に関する情報のすべてに不信感を抱かせるに十分です。

【参考文献】

1) Davis P, Interview with a ghost (writer). The Scholarly Kitchen, Oct 29, 2010.
2) Berenson A, Lilly settles Alaska suit over zyprexa. The New York Times, Mar 26, 2008.

III

対談

「コロナワクチンは中止すべきだ」

岡田正彦×鳥集徹（ジャーナリスト）

鳥集徹（とりだまり・とおる）　1966年生まれ。兵庫県西宮市出身。同志社大学文学部社会学科新聞学専攻卒。同志社大学大学院文学研究科修士課程修了。会社員、出版社勤務等を経て、2004年からジャーナリストとして活動。『週刊文春』『文藝春秋』等で、医療関係の記事を中心に取材・執筆を続けている。医療界と製薬会社との利益相反関係を暴いた『新薬の罠』（文藝春秋）で第4回日本医学ジャーナリスト協会賞大賞を受賞。他の著書に『がん検診を信じるな』（宝島社新書）、『医学部』（文春新書）、『コロナ自粛の大罪』（宝島社新書）など。

「ワクチン接種後死亡者数356人」をどう見るか

鳥集　2021年6月23日に第62回厚生科学審議会（予防接種・ワクチン分科会副反応検討部会）が開かれ、6月18日までにファイザーのワクチンで355人、モデルナで1人、接種後に亡くなられたというデータが公表されました（7月7日に第63回の審議会が開かれ、接種後死亡の件数は556件に増加）。この数字を見られての率直なご感想をお聞きしたいです。

岡田　これを審査している審議会の結論は、ほぼどれも因果関係が評価できないとなっています。それはその通りだと思います。責任がある立場からは、そうとしか言えない。因果関係の証明は医学的にすごく難しいことですし、この度はとくに社会的に重要な意味を持ちますから、うっかり因果関係があるとか、ないとかは言えないという背景もあります。だから審議会のコメントは当然だと思いますし、私も、もし委員の1人であれば同じことを言うかなと。

厚生労働省が集計している死亡例に限らず、海外でも、副作用が疑われる報告が出るたびに識者、あるいはメーカーサイドから、こういう症状や疾患はわが国では年間何百例、何千例もある、その割合から比較してみると決して多いものではないので単なる偶然ではないか、というコメントが必ず出てきます。

鳥集　ワクチン接種後の死亡や病気と、自然に発生する死亡や病気との発生頻度の比較ですね。

岡田　その説明を否定し、そうじゃないと言い張るのはすごく難しいことです。ただ、寿命がきて亡くなる方とか、病気で亡くなる方とか、日本人で年間どれくらいの死亡数があるのかというと……。

鳥集　138万人くらいです（人口動態統計（速報）によると、2020年に死亡したのは138万4544人）。

岡田　それを365日で割ると、一日3800人くらいになるわけです。「一日3800人の方が亡くなっているのに、わずか数百例は誤差範囲ではないか」、あるいは「偶然ではないか」と言われるわけです。

「ワクチン接種の翌日から4週間くらいが要注意期間」だとわかってきました。その期間に限ってみれば、割り算の分母となる母数も接種者に限定されることになるため、統計値よりは圧倒的に頻度が高いはずなのです。

ところが、国がこうした死亡者数を公表した時点での、ワクチン接種を受けた人の正確な数がわからない。テレビでは「高齢者の何%が受けた」という数字が報じられていますが、時間のずれがかなりある。たとえば私の施設でも接種が行われていますが、実施数の報告はかなりあとになっています。リアルタイムの報告システムがないのです。国の縦割り行政の弊害がここにもあって、いろいろなシステムでデータを収集しているためではないでしょうか。自衛隊ベースとか、自治体関連でも医療関係者、介護関係者、65歳以上かそれ以下とか、バラバラにしか見えません。
困るのは、母数がわからないことです。日本人の人口は約1億2000万人で、そのうち3800人が日々亡くなっている。でも、接種後4週間の要注意期間に限って見れば、かなり母数が減って数十万人とか数百万人になると思うんです。そのような割り算をすれば、厚労省が折々に発表している死亡者数から計算される死亡率は、実際にはずっと高いのではないでしょうか。つまり母数がはっきりしない限り、偶然だとか、自然に起こっていることだとは言えないはずなのです。それにもかかわらず接種後の死亡は偶然だとか、自然の頻度と違わないと専門家が言い切っているとしたら、勇み足だと思いますね。

鳥集　私は2つ問題点があると思っています。ひとつは、接種後に亡くなった人が、本当に全例報告されているのかということです。
副作用疑い例に関する厚労省の文書を読むと、アナフィラキシーについてはワクチンとの関連によらず、接種後4時間以内に発生した場合が報告の対象とされています。しかし、それ以外は、医師が予防接種との関連性が高いと認める場合とされているだけなのです。副作用報告のシートに記入して提出するのは結構手間だということも聞きましたが、要は接種後に起こった死亡や重篤な事例について、報告漏れが相当あるだろうということです。

とくに高齢者施設や入院施設などでは、接種後にお亡くなりになったとしても、老衰で亡くなったと見なされてしまうこともあると思うんですね。だから、この（接種後死亡者数）356というのが本当に全部なのか。本当は氷山の一角ではないのかということは、言わなければ

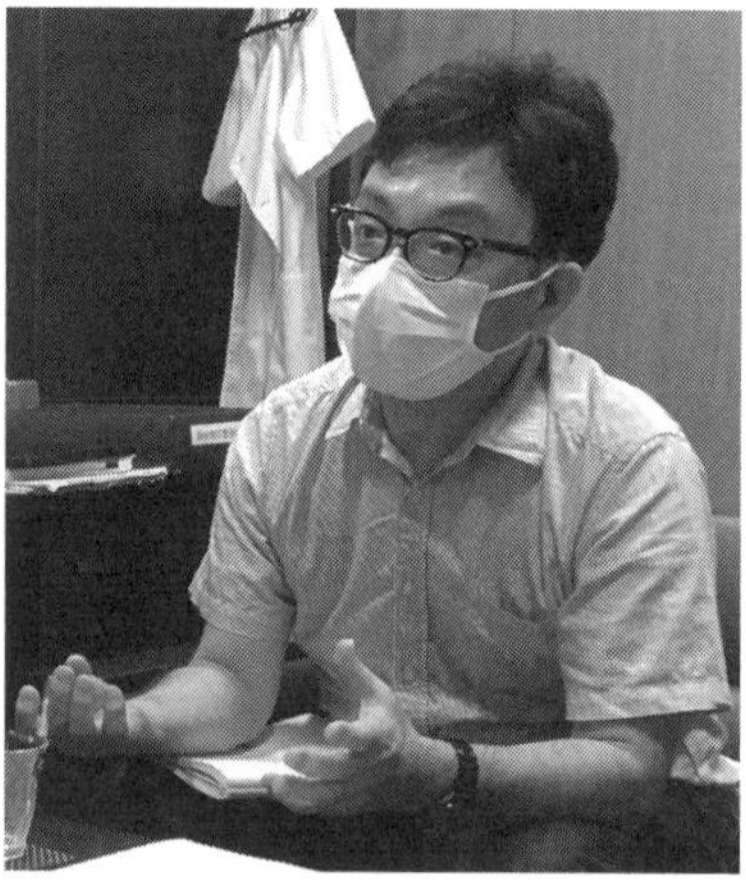

ならないと思っています。
それと、先生がおっしゃったように、ワクチンと因果関係があるかどうかを言うためには、自然発生の病気の頻度との比較もする必要がある。しかし、そのためには、接種した人を全例把握して一定期間追跡するということをしないと、同じ土俵に上がったことにならず、比較することができない。そういうシステムを構築することなく、特例承認のワクチンを打ちまくっているというのが、2つ目の問題点です。

岡田　その通りですね。まず死亡例の報告を求められてない。副作用だって、いっさい求められていないんです。だからこの厚労省が集計しているデータがどういうルートで集まってきているのか、まずわからない。私自身が高齢者医療の現場にいながら、求められていないんですから。

ワクチン接種後に亡くなった人がいれば、医師は「おや？」と思い、どうすればいいんだろうと考えますよね。ところが、どこに届け出ればいいのかわからない。門前払いをくらっても面倒だし、また逆に根掘り葉掘り聞かれ、責任を問われるような形になるのも嫌だな、という心理が働きます。そういう状況ですから、いまおっしゃった通り、報告されていない事例は、実際にははるかに多いのではないでしょうか。

鳥集　確かに、ご家族がワクチンによる死亡だと疑っているのに、医師が報告しようとしないとか、報告されていなかったといった話を、たくさん目にしています。

岡田　インフルエンザワクチンでも同じ問題があるんです。ワクチン接種が原因かどうかわからないから報告しないという。かつ、「1週間以内に2例以上の死亡があったとき」など報告要件がいくつかあって、それらに該当しなければ報告しなくてもよいことになっているのです。たとえ要件を満たしたとしても、報告したらしたで大騒ぎになっても困るという心理が働き、報告されないケースが多いのではないかと想像されます。新型コロナワクチンの場合は、それらの問題がもっと色濃く出ているように思います。何かあれば、世間がわーっと騒ぎますから。

鳥集　「どこそこの施設でワクチン接種後〇〇人死亡」などと、きっと報道されますからね。

岡田　そんなこと言われたくないですよね。氷山の一角ではすまないのではないかという気もしますが、その一方で、じゃあどういう条件を満たしたら報告すればいいのか、という約束事を決めるのもすごく難しいことです。本当は、一年くらい前にしっかり議論しておくべきだった。いまさら手遅れですよね。

だから下手をすると、永久に実態が分からないまま突き進んでいくのかな、という気もしています。そのうち感染が下火になって、みんなが忘れてしまうくらいなら、むしろ有難いですが。

鳥集　うがった見方をすれば、わざときちんとした報告システムを作らなかったのではないか、とすら思ってしまいます。

ワクチンがもたらすと疑われる3つの疾患

鳥集　死亡事例の内容を精査して、これはワクチンと無関係ではないと思った事例はありましたか。

岡田　どんな症状に対して疑いを抱いたかというと、まず出血のあった方々です。出血は接種の翌日以降、欧米の報告によると4週間目までに起こっているので、その間に出血性の疾患で亡くなった方は、全部疑いをかけるべきだと思いました。

具体的には、血小板数と凝固因子に関する項目を検査してほしい。アストラゼネカ社（DNAワクチン）の場合、まず血液が固まるという現象が起こり、続いて凝固因子を使い果たして出血が起こるわけですが、その場合は凝固に関わるさまざまな検査値が先に上昇するはずです。そのあと、血小板を使い切って検査値としての「血小板数」が下がってきます。

一方、mRNAワクチンの場合、血液凝固はなく、いきなり出血が起こる。でも、凝固が起こっていないとも限らないので、血小板数と凝固因子をぜひ測ってほしいで

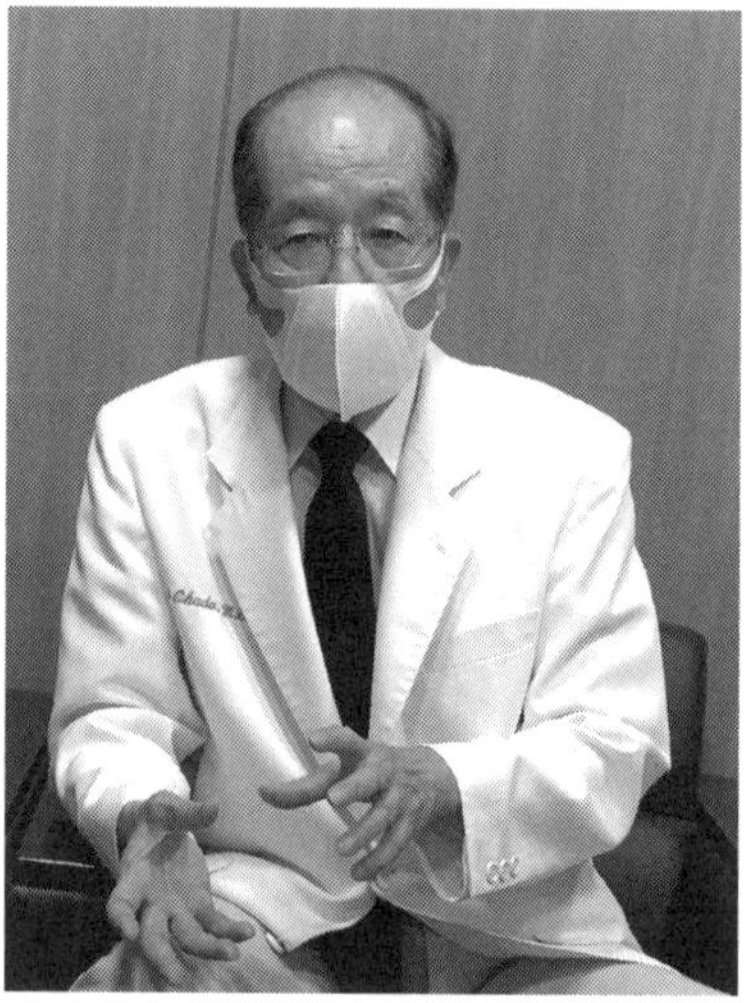

す。出血性の疾患で亡くなった方は、疑いを持ってちゃんと調べなければいけない。これが、私が最初に強く思ったことです。しかし、厚生労働省が公表している情報を見ても、血液検査のデータが載っていたのは1例だけでした。

しばらくして、欧米で、副作用と思われる具体的な事例が続々と報告されるようになりました。ひとつは心筋症。当初、20歳以下の若い人たちに起こるとアメリカのメディアが伝え、日本でも報じられましたが、最近の論文では、一番上が50代で、中年以降も起こっているんですね。したがって、血小板減少による出血性の疾患と同じように、すべての年齢層に起こりうるものだと思います。

これは、心筋そのもの、あるいは心臓を包んでいる心外膜を、コロナのトゲトゲたんぱくが攻撃しているんだと、私は考えています。そうであれば、いろいろな症状や検査データが納得できるんです。いま、お話ししているアメリカの事例は、論文として発表されているものなので、わりと詳細に書いてあります。中には心電図なんかも掲載されています。

心臓の炎症はワクチンではなくても、ウイルス感染症によっても起こることが昔から知られていました。代表はインフルエンザですが、なぜかウイルスって心外膜を侵すんです。そのときに特徴的な心電図のパターンというのがあって、専門医が見ればすぐにわかるものです。

それに加えてこの論文によれば、心臓の筋肉の中まで侵されているような波形が心電図に出ている。したがって今回のワクチンを原因とする心筋炎は、単なるウイルス性の病気以上に、もう一段階、深刻なことが起こっていると思われるのです。

鳥集　死亡事例の中には急性心不全とか心肺停止、心臓突然死などと書かれている事例が多く載っています。心筋炎は命を突然、奪うくらいの劇症として起こるものなのでしょうか。それとも徐々に心臓を弱らせるのでしょうか。

岡田　重症度はいろいろですが、相手が心臓ですから、ときに致命的です。ともかく、ワクチンの副作用として、出血性疾患の次に、心臓の病気も除外できないと思っています。

もうひとつ、つい最近、ワクチンによって腎臓がやられているという症例報告の論文も出ました。腎臓に対しても、コロナワクチンが作るトゲトゲたんぱくが自己免疫病を起こしている。そう考えてくると、改めて恐ろしさが増します。

ここまでをまとめると、あきらかにワクチン接種が原因となっている病気が、いまのところ3つあります。

まず血小板減少症。そして心臓に生じるいくつかの病気ですね。心不全に陥れば命にかかわりますし、不整脈も怖いものです。そして3つ目が腎臓病です。

もうひとつあります。まだ因果関係は不確かなのですが、激しい症状をともなう皮膚病です。世間で語られている副反応とはあきらかに異なるもので、「接種後5日から2週間くらいしてから」、「接種した部位とは別の場所に」、「多彩な皮膚症状を示す」という3点が、私が考えるその特徴です。

これらの報告を考慮すると、ワクチン接種と関係があるかもしれない事例はかなり多く、「因果関係不明」で終わらせずに、もっときちんと調べてほしいものです。

ざっと数えただけですが、356例中、117例は要注意です。因果関係があるとは言い切れませんが、少なくとも切り捨ててはいけない事例だということです。

この先も、ワクチン接種が推奨されていくかどうかはわかりませんが、接種した人が増えていけば、当然、副作用で健康被害を受ける人も多くなっていきます。世界中の人が、副作用にもっと関心を持つようになっていくのではないでしょうか。

鳥集　それは医師の方々のことですか。

岡田　医師だけではありません。すでにネット上でも、さまざまな健康被害に対する、一般の方々の懸念の声が増えています。もちろん専門的論文で報じられる副作用も多くなってきていますので、医師には、もっと理解を深めてほしい。この先、死亡例や重症例が増えていかないことを願うばかりです。それが厚生労働省の資料を見ての一番の感想です。

鳥集　ワクチン接種後の年齢別の死亡者数についても、いまのところバラつきがあります。若い世代では20代が5人で30代は1人とか。一方、高齢者は若い人たちに比べ、ワクチン接種後の死亡者数がかなり多い。それは自然死が多く含まれるから、ということでしょうか。

岡田　これに関しては、私が勤める施設でもコロナの集団感染があったので、その時

年齢別報告件数

年齢	コミナティ筋注			COVID-19 ワクチンモデルナ筋注		
	副反応疑い報告数	うち重篤報告数	うち死亡報告数	副反応疑い報告数	うち重篤報告数	うち死亡報告数
0 ~ 9 歳	0	0	0	0	0	0
10 ~ 19 歳	78	10	0	9	2	0
20 ~ 29 歳	2,746	278	5	26	2	0
30 ~ 39 歳	3,240	330	1	18	0	0
40 ~ 49 歳	4,026	393	7	16	0	0
50 ~ 59 歳	2,572	249	5	7	1	0
60 ~ 69 歳	1,231	169	25	66	4	0
70 ~ 79 歳	932	269	80	45	4	0
80 歳以上	1,163	563	271	4	1	0
不明	3	1	0	0	0	0
合計	15,991	2,262	394	191	14	0
（参考）65 歳以上	2,670	939	369	103	8	0

※接種開始日（コミナティ筋注：令和 3 年 2 月 17 日、COVID-19 ワクチンモデルナ筋注：令和 3 年 5 月 22 日）以降の累計報告件数。
※年齢は接種時点又は発症時点の年齢。
※コミナティ筋注の接種対象者は 12 歳以上。COVID-19 ワクチンモデルナ筋注の接種対象者は 18 歳以上。
※年齢及び性別が非開示とされた事例は不明として集計。
※ 65 歳以上には「高齢者」として報告された症例も含めている。
（第 63 回厚生科学審議会予防接種・ワクチン分科会副反応検討部会、令和 3 年度第 12 回薬事・食品衛生審議会薬事分科会医薬品等安全対策部会安全対策調査会（合同開催）資料より）

の経験から思うことがあります。

海外でもそうですが、新規の感染者数を減らすためには、とにかく介護施設での感染拡大を起こさないことだと言われていますね。それはある意味で正しい。その対策の一環として、東京都は、施設に勤務する全職員がＰＣＲを週１回受けることを奨励しています。

高齢者が集まる施設では、密集した集団生活になっている。24時間いっしょですから、１人が感染すると一気に広がってしまいます。そして全員がＰＣＲ検査を受けることになりますから、無症状の人も含めて感染者の人数がどっと増えるのです。中には１００歳を超えている人もいますし、看取りが近いと診断されている人も少なくありません。感染がなくても、寿命が迫っています。高齢になると、体温調節もうまくできなくなりますから、夜中に気温が変わっただけで高熱を出すことがあり、それがきっかけで食欲が落ち、命の最後の灯が消えてしまうのです。

したがって高齢者の死亡者数は、必然的に多くなってしまいます。統計上、コロナで亡くなったとされる高齢者の人数が格段に多いのも、そのせいです。でも本当はコロナが原因だったのかどうかはわからない。老衰だったかもしれません。

鳥集　つまり、コロナで亡くなったとされている高齢者も、検査結果では陽性だったが、死亡原因がそれだったのかはわからない、と。
　同じように、ワクチンに関しても、若い人であれば平気な副作用であっても、高齢者では死のあと押しになっている可能性が高いということでしょうか。

岡田　その考え方が正しいかどうかは、わかりません。先ほど申し上げたとおり、日本では、副作用を集計する、しっかりした仕組みができていないので、実態は誰も知らないということです。

鳥集　いずれにせよ、高齢者については亡くなった原因がワクチンの接種かどうかは非常にわかりにくいが、若い人であるほど自然死の確率は格段に低いわけですから、その死亡原因は、重要視すべきということですよね。

岡田　その通り。けっして無視してはいけない。

ワクチン製造と接種の実態

鳥集　もうひとつ、厚労省の資料を見ていて、気になることがあります。ワクチンのロットによって、重篤事例や死亡事例の数にかなりバラつきがあるように感ずるのですが……。接種の実施回数はあまり変わらないのに、国や地域によって重症化する割合や死亡の人数に大きな差があります。

取材の際、先行接種が行われた医療関係者から、「病院によって副反応の出方に大きな違いがあるようだ」という感想も聞きました。この問題については、治験を継続するためにプラセボ、つまり安全性や有効性を比べるための偽のワクチンが、どこかのロットに割り振られているのではないか、というウワサもあります。

岡田　意図的にプラセボを混ぜるということは、まずないと思いますよ。重大な犯罪行為ですし、製薬企業はもう十分に儲けていますから、いまさらそんな面倒なことをする必要がない。「マイクロチップが埋め込まれている」というウワサもありましたね。そんなことをしたら消すことのできない証拠が残りますから、それこそ犯罪になってしまいますよ。というよりも、目に見えないほど微小なコンピュータを作れる技術はこの世にまだありません。

医薬品の場合、厳格な品質管理が行われていますから、ロットによる差はほとんどありません。日々、患者さんに注射をしたり、薬を処方したりして違いを感ずることもありません。ただ、このたびの新型ワクチンに関していえば、どこの国で誰が作っているのかわからない。世界中から注文が殺到しているわけですから、急ごしらえの製造工場で大量に作っている。多くは下請けでしょう。その中には、ずさんな工程で異物が混入したり、成分が不足したり、添加物の量が多すぎたりと、そんなことがいくらでも起こっているのではないでしょうか。たとえば最近、ジェネリック医薬品の製造方法がずさんだったとしてメーカーが告発された、というニュースもありましたね。

つまり、ワクチンを製造する工場で品質管理がきちんと行われているのか。それを考えると非常に心配になってきます。これほど短い期間で、こんなにも大量の医薬品を製造したという経験は、歴史上ありませんでしたから。

鳥集　世界でも有数の製薬会社が作っているから安心だろうと思っている人が多いのではないでしょうか。医療関係者でも、そういう認識で打っている人が少なくないと思います。

岡田　しかし実際に作っているのは下請けの下請けではないですか。ニューヨークタイムズ紙の勧めるベストセラー『ウソいっぱいの薬びん（Bottle of Lies）』という本をいま読んでいます。インドのジェネリック会社に潜入取材した人の話をもとに、あるジャーナリストが書いた本です。

鳥集　ジェネリックの工場を取材したら、ハエがたくさんたかっていたという海外の記事を読んだことがあります。

岡田　そうです。恐ろしいことがいっぱい書いてある。これを読むとジェネリック薬品は使えないし、飲むことができなくなってしまいます。もしかしたらワクチンも、って思ってしまう。

鳥集　これだけ大量のものを作って出荷、作って出荷……、もちろんどこで作っているかもわからない。品質管理が本当にできているのかもわからない、と。

岡田　そこが、強調したいところですよね。

それから、ワクチン接種を大勢の人にいっせいにやるのも、実は簡単なことではないんです。予期せぬトラブルが起こるからです。私は、これまでインフルエンザワクチンの接種を2万回近く自分の手で行ってきました。ものすごく訓練され、毎年、同じことを繰り返しやってきたスタッフのアシストがあってこそなんです。どうすれば注射器に間違いなく薬液を詰められるか、注射器にばい菌がつかないようにするにはどう並べればいいのか、使い終わった注射器、針やそのキャップをどう処理するのか、などなど手慣れた人の技が大切なんです。手順が少し狂っただけで、いま打ったばかりの注射針で次の人に打ってしまったり、薬剤が入っていないものを打ったりしてしまいます。

鳥集　そんなミスが新型コロナワクチンでも、しょっちゅう報道されていますよね。

岡田　昔の話ですが、所用である病院を訪れたとき、多くの職員が腕に包帯をしていることに気づきました。聞けば、前日、職員のインフルエンザワクチン接種があり、誤って2倍の量を打って腕が腫れてしまった、という話でした。

本当に訓練されているスタッフが、同じ場所で、同じやり方で手際よくやるからこそ、ひとりで2万人もの接種ができる。ところが今回は全然そうじゃない。注射するのは初めて、というような人がいたり、どたばたしながら間に合わせで接種会場を作ったり。何が起こっても不思議はないですよね。そんなニュース映像を見ただけで、私は行く気がしない。たとえビタミン剤の注射でも嫌ですよ。

鳥集　ある局のニュース討論番組で、東京都医師会の尾﨑治夫会長と共演しました。高齢者への本格的な接種が始まったばかりのころで、医師会が主導して開業医でワクチン接種を進めたいという話でした。しかし、ワクチンの冷蔵庫での保管とか、接種するスタッフの訓練、予約なんかも含めて、開業医で接種を行うのは簡単ではないはずなんです。それで、「大丈夫なんですか?」と聞いたら、「できる」と断言していました。一般診療を午前中に終え、午後の時間をワクチン接種に当てるなどすれば、一日50人ぐらい簡単だという話でしたが。

岡田　初めてのワクチンを何千万という人に接種する。しかも、全国いたる所で行うわけです。その怖さもわかってほしい。

トゲトゲたんぱくそのものが危険

鳥集　岡田先生は、このワクチンが身体に悪影響を与えるとしたら、2つありうると指摘されています。ひとつは先生が動画でおっしゃっていた抗体の問題です。ワクチン接種によって、抗体が過剰、かつ長い年月にわたって作られることで、不適切な抗体もできてしまい「自己免疫病」を起こすのではないかということ。もうひとつが、トゲトゲたんぱくです。先生は当初、抗体の問題を強調されていましたが、現在はむしろ、トゲトゲたんぱくのほうが問題だと考えておられるのでしょうか。

岡田　両方ありうると思っています。ご質問から話が少しずれるのですが、ファイザー社とモデルナ社のワクチンの本体はｍＲＮＡです。私はワクチンの問題点について解説したユーチューブ動画の中で、ワクチンのｍＲＮＡは改造してあるので、天然のものより分解されにくいというお話をしました。もし短時間で分解するなら、免疫を持続させるためには頻回に接種が必要になること、そして、もし改造されたことでずっと分解されないのであれば、あとで困ったことが起きるのでは、と述べたのです。

ところが、サイトへの書き込みや、いただいたメールを見ると、この後半の話だけがどうも皆さんの印象に残ったようで、ｍＲＮＡがいつまでも壊れないと思い込んでいる人が多いようなんですね。

真相は、こういうことです。つまりｍＲＮＡは非常に不安定な物質で、いくら改造しても、何カ月も何年も残るということは、生物学の原理からすると考えにくい。そうなると、問題になるのはワクチンが作り出したトゲトゲたんぱくのほう、ということになります。

いま、「不活化」と呼ばれるワクチンが複数の国産メーカーで開発中、と報道されています。「国産なら安心では？」というご質問が多いんですが、その不活化ワクチンも、実はトゲトゲたんぱくを成分にしているんです。したがって、同じことが起きうるので、国産だからいいという話にはなりません。

鳥集　現在のところ、欧米の当局も副作用として認めているのは、血小板減少症と心筋症です。そして岡田先生によると、腎臓病や皮膚病も、ワクチンと関係があるのではないかとのことです。

一方、ツイッターを見ていると、女性では、不正出血があったという投稿もしばしば見かけます。生殖器についても、スパイクたんぱくが炎症を起こすことがありえるのか。あるいは血小板の減少によってそのようなことが起こるのか。どう思われますか。

岡田　真相はわかりませんが、出血症状を認めたら、医師には、まず血小板数を測ってほしいですね。血小板減少症を診断する決め手は、ほかの病気ではありえない極端な数値の減少です。

鳥集　逆に言うと、そういう血小板減少症とかトゲトゲたんぱくによる自己免疫病が要因だとわかってきたなら、重篤な副作用への対処もできるようになるのではないでしょうか。

岡田　症状が軽いものから重いものまで、いろいろな事例が報告されています。自然に治る例もありますが、治療が功を奏することなく亡くなった方もいます。残念ながら、予防する方法はありません。

最近のニュースで、国内の製薬メーカーが「抗体ミックス療法」を考えていると報道されていました。抗体ミックスというのはトゲトゲたんぱくに対する複数の中和抗体をミックスして注射するもので、ウイルスの動きを複数の部位で止めてしまうという発想です。当然、世界中の製薬企業が同じことを考えていて、近々、いっせいに発表があるのではないでしょうか。確かに、もっとも安全で効果的な治療法かもしれません。

鳥集　それは、新型コロナに感染した人に対しての、ということですよね。

岡田　そうですが、もしかしたらワクチンで重い副作用を起こした人にも使えるかもしれません。ただし、体の中で起こっている異常が、トゲトゲたんぱくによるものかどうかを判断するのはすごく難しい。血小板数を測っても、トゲトゲたんぱくを直接的に見ているわけではありませんし、かといって病院でやっている普通の検査では、まったくわかりません。

ただし、血液中のトゲトゲたんぱくを測定する方法は、つくることができます。私自身、血液中の「抗原」と呼ばれる異常物質を臨床検査として測る方法をいくつか開発してきましたが、その経験から言えば、簡単につくれるのではないかと思います。

鳥集　トゲトゲたんぱくが原因かどうかわからなければ、抗体ミックスも安易には投与できませんよね。新型ワクチンによって起こる副作用の原因が早く解明され、検査法が開発されて、治療ができるようになることを望みます。

「リスクの天秤」をよく考える

鳥集　副作用のリスクがいろいろわかってきたわけですが、ワクチンを打つかどうかの判断は、メリットとデメリットをどう考えるかによります。とくに副作用に関する報道で、ワクチン推進派がよく述べているのは、「副作用があったとしても、ワクチンのメリットが上回る」という言葉です。その点についてはどう思われますか。

岡田　天秤にかけるっていう話ですよね。ワクチンの副作用に遭遇するかもしれないリスクと、何もしないで感染して死んでしまうかもしれないリスク。この2つを天秤にかければ後者が危ないと、政治家や専門家はよく言っています。

国内でコロナの死亡者がもっとも少ない県をご存知ですか。島根と鳥取で、どちらも現在2人です。島根は6月に1人亡くなられるまで、ずっと死亡者ゼロでした。現在、島根の人口は約67万人ですから、人口100万人当たりに換算すると、約3人となります。一方、米国ニューヨーク州は、100万人当たり約4012人で、なんと島根のおよそ1350倍です。

鳥集　しかも、島根県ではワクチン接種後に2人亡くなったと報道されていますので、コロナで亡くなった方と同じ人数です。因果関係は不明ですが。

岡田　自分が住む環境によって感染による死亡リスクが1350倍も違っている。それを、どうやって天秤で測れっていうんですか。テレビ番組に「ポツンと一軒家」(朝日放送テレビ系列)というのがあるじゃないですか。あの番組に取り上げられるような人里離れた場所に住んでいながら「ワクチン受けます」とか、「マスク必ず着けてます」とか、おっしゃっているのを聞くにつけ、全国津々浦々、テレビによって恐怖心が植えつけられているのがよくわかります。天秤に乗せる重さの違いを、考えてほしいですね。

もうひとつのポイントは、自然災害のように個人のレベルでは避けられないリスクに比べ、コロナのほうは、ワクチンがなくても自分の工夫で予防ができるということです。同居の家族以外の人と飲食をともにさえしなければ、まず感染はしません。

私は、陽性者であることを知らないまま20人ほどの患者を診察しましたが、感染しませんでした。診察の際は、昔からのルーチンとしてマスクと手袋をし、終わればせっけんで手を洗います。1日が終われば白衣とズボンはかならず替えます。こんな心がけで予防ができたということです。

鳥集　防護服は着ていなかったんですか?

岡田　陽性者であることを知りませんでしたから、着けていませんでした。感染は、飛沫を直に浴びることによって起こります。したがって、マスクを着けていない相手は、やはり要注意なのです。たとえば介護の現場では、認知症の方にマスクを着けてもらうのは無理です。マスクを食べてしまったりする人もいるからで、そんな状況下では、もちろん感染リスクは避けられません。

医療従事者であっても、痰の吸引で陽性者の飛沫を浴びるなど、密接な接触がなければ、ほぼ大丈夫なのです。たとえ病院の職員であっても、直接、陽性者に接触する機会がなければ、まず感染は起こりません。

つまり医療・介護従事者は別として、普通の生活をしている限り、感染者の唾液などを浴びることさえなければ、ほとんど感染の心配はないというのが、この1年間でわれわれが学んだことです。

鳥集　国内でも毎日1000人を超える新規感染者が報告されています。そういう人たちも感染者に濃厚接触したからうつったのでしょうか。

岡田　そうだと思います。「感染経路不明」という説明をよく聞きますが、それはちょっと違うでしょう。もし私がPCR検査で陽性となり、「この1週間の行動は？」と聞かれれば、正直に言わないかもしれません。たとえば大勢で食事に行っていたとすると、その店に迷惑をかけてしまいますから。「不明」の意味は、そういうことではないでしょうか。満員の電車内でうつることは、ほとんどなさそうですし。

だからこそ、「緊急事態宣言」や「まん延防止措置」は有効なのだと思います。私が、1年ほど前から勤務先の職員に繰り返し伝えてきたことがあります。「職員が守るべき10カ条」というものです。その第一条が、「同居の家族以外と飲食をしない」となっています。外食に限らず、家飲みでも同じことです。

このように、感染リスクは人によって何千倍も違っていますので、どう対応すべきかは自分の生活環境を考えて決めるべきなんです。「ニューヨークに住んでいる人はワクチンを受けろ」とは言いません。ニューヨークの人だって、予防対策をきちんとしていれば、感染リスクを下げることができる。米国に住む、私の知人も同じことを言っていました。逆に、山奥の一軒家に住んでいても、人との交流が多ければ要注意です。

鳥集　感染しないように心がけて生活をしていれば、ワクチンを打たなくていいということですね。

岡田　打つ必要はない。

すべての世代がリスクを背負っている

鳥集　リスクと効果を比較衡量した場合、とくに年齢別で考えると、私は、少なくとも若者は打つべきではないと思っています。7月7日現在、コロナ感染による死亡例は20代が8人、20歳未満はひとりも亡くなっていません。一方、厚生労働省のまとめによれば、ワクチン接種後、20代が5人亡くなっている。

精神疾患を突然、発症して自殺するという不可解な亡くなり方をした人もいますが、この時点で、若い世代はまだ全体の数%しか接種をしていなかったはずです。これが大学や職場の集団接種が広がっていったときに、5人ですむのか。この点についてどうお考えですか。

岡田　私はいかなる世代でも、「天秤にかける重さ」は同じだと思っています。若者だからワクチンを接種しなくてもいいということではなく、さきほど述べたように、天秤の話を念頭に置いて、年齢にかかわらず自分自身の置かれた環境で判断し、行動すべきだと思います。

鳥集　私が若者に打つことにとくに反対しているのは、中期的、長期的な影響がまったくわかっていないからなんです。河野太郎ワクチン担当大臣が、「ワクチンを打つと不妊になるという話はデマ」とテレビやブログで発言し、物議をかもしました。それについてはどう思われますか。

岡田　世界中、妊娠可能な若い世代は、まだほとんど接種を受けていないか、受けていたとしてもまだ間もない状況です。若い世代が接種した場合に何が起こるかは、まだ誰も知りません。妊娠に与える影響も同じことです。

しかし、いくつか言えることはあって、ひとつは若い世代のほうが、免疫力が活発なことです。そのことで、しっかり免疫がつくかもしれませんし、逆に過剰な反応が起こるかもしれない。たとえば、花粉症が若い世代に多く、年齢とともに起こりにくくなっていくのは免疫反応が弱くなっていくからかもしれません。

ワクチン接種をすでに終えた医療従事者は若い世代が多かったわけですが、高熱を出して1週間も動けなかったとか、数週間にわたって体調が悪かったという人が大勢いました。これは副反応ではなく、あきらかな副作用です。そうした反応は、若い世代のほうが起きやすいようですね。

たとえばトゲトゲたんぱくが卵巣や子宮に達して、何らかの影響を与えたとしても不思議ではありません。ただ、この話の結論はまだわからない、ということです。それより、不明なことに目をつぶってワクチン接種を続けることのほうが、むしろ倫理的に重大な疑問ではないですか。

編集部　そもそも、河野大臣や推進派の医師たちが「不妊は起きない」と言っている根拠はあるのでしょうか。

岡田　不妊は起きないと結論している論文は1つだけあります。アメリカで発表されたものです。男性の精子をワクチン接種前と接種後で調べて、その数や活動性に差がなかったと結論したものですが、そのことを言っているのかもしれません。

しかし不妊は、そんな簡単なメカニズムで起こるものではありません。仮にワクチンを打った男性の精子が劇変していたら、それこそ人類滅亡ですよね。そんなことは起こるわけもなく、妊娠にかかわるメカニズムのごく一部を、少数の人で調べたにすぎません。

編集部　生まれる子どもへの影響もわからないのでしょうか。

岡田　それに関連した論文もあります。妊娠中にワクチンを接種して出産までいった人が、中絶を除いて700人ほどいました。その中には、少数ながら奇形児が生まれたり、超低出生体重児出産や流産したりした人もいたのですが、同国の過去の統計と比べて差がなかったと結論したものです。

しかし論文の著者は、「今回の対象者は、過去の統計の対象と背景が異なっている。したがって本研究は、妊娠に影響がないことを保証したものではない」と、論文の中で述べています。

ワクチンを推進したい医師たちは、この2つの論文を根拠にしているのかもしれません。もしそうだとしたら、国民に誤解を与えてしまったことになります。

鳥集　政治家としても踏み込みすぎですよね。

岡田　まるでヤクザに恫喝されているみたいだった、と私あてのメールに書いていた人もいました。私が言ったのではありませんよ、念のため。

鳥集　もう少し踏み込んで考えると、トゲトゲたんぱくが腎臓に免疫学的な異常を起こしているように、将来、卵巣でじわじわと起こらないとも限らないですよね。

岡田　そうですね。いまのところ、トゲトゲたんぱくがどれくらい残って、どこに行きついて、いつまで残るのかはわかっていません。動物実験なら解剖を行うことで調べられますが、ヒトでは調べようがないんです。

ワクチン1回分の中に、何個のmRNAが入っているのかわかりませんが、ファイザー社が公表している仕様書には20マイクログラムと書いてあります。脂質微粒子は、いろんな大きさになってしまいますし、1粒の中にmRNAが2個入ってしまうかもしれない。電子顕微鏡でもよく見えないぐらいの小ささですから、数えようがありません。参考になるのは、アストラゼネカ社のワクチンです。運び屋ウイルスをＤＮＡに組み込んだものですが、同社の公式発表によると、１回分に２・５億個以上の運び屋ウイルスが入っているとなっています。ｍＲＮＡもそれくらい入っているとすれば、細胞内で再合成されるトゲトゲたんぱくは、天文学的な個数になりそうです。

医師はどのように情報を得ているのか

鳥集　医師のなかにも、冷静に考えてワクチンは打つべきではないと考えている人が少なからずいるはずだと思うんです。にもかかわらず、医学界は若い世代や小児、さらには妊婦まで含め、すべての人がワクチン接種をすべきだという方向に流れている。それはどうしてなんでしょうか。

岡田　医師の中でワクチンを打たないほうがいいと思っている人は、本当に例外的だと思いますよ。その根源は現代医療の歪んだ実態にあります。

医師のもとに入ってくる情報は、ほぼすべて製薬企業経由なんですね。医師の多くは、大学病院や基幹病院でトレーニングを受けてから地域医療に進んでいくわけですが、大学病院は寄附金や研究協力費など、製薬企業から莫大なお金を受け取っている。どうしてもその企業が製造、販売する薬を使うようになる。卒後研修のため学術集会に行けば、そこで講演を担当する有名医師は、ほぼ例外なく講演料やコンサルティング料など製薬企業のスポンサーシップを受けている。

そのため有名医師の話は鵜呑みにできない。じゃあ、原著論文を読めば真実がわかるかというと、それもそうではありません。なぜなら論文はすべて英文で書かれており、難しい統計学が使われているし、さらにその数も半端ではありません。もっと深刻なのは、製薬企業がスポンサーになっている臨床研究が圧倒的に多く、製薬企業への忖度からくる偏りが非常に大きいことです。

コロナワクチンの話ではありませんが、あらゆる医療行為が再評価されるようになり、その結果を報じた膨大な数の論文が日々、発表されています。論文の結論を読んでいくと、同じ医療でありながら「すごく有効だった」と報告している論文と、「プラセボ群と比べて違いがなかった」としている論文にわかれていることが多い。ある研究者が、「すごく有効だった」と結論している論文の研究費を調べたところ、製薬企業や医療機器メーカーがスポンサーになっている場合が圧倒的に多かったそうです。

世界中の医師たちが巨大ビジネスの戦略に呑み込まれ、真実を知りえなくなっているのです。

こんな具合に背景がすごく複雑ですから、簡単に是正することはできない。

鳥集　コロナで亡くなった人が年代別にどれだけいるのか、ワクチン接種後に亡くなった人は何人なのか。そういった利益と損失を天秤にかけるのに必要な情報は、だれでも探せる世の中ですから、医師なら当然知っていてしかるべきだと思うのです。にもかかわらず、先生がおっしゃったような医療界の事情はあるにせよ、なぜ多くの医師がワクチン推進に傾いてしまうのか疑問です。

岡田　私のもとには動画やホームページを見た人たちから、日々多くのメールが届きます。鳥集さんがおっしゃったようなことについても、皆さん、ものすごく勉強をしておられて、むしろ私のほうが学ばせていただいているくらいです。しかし、それほどまでの意識をお持ちの方はまれです。医師たちのほうも、製薬企業からの情報に振り回されている人が圧倒的に多いと感じます。現代医療が、あまりにも細分化されてしまい、自分の専門分野以外のことがわからなくなっているという背景も作用しているかもしれません。

鳥集　われわれ一般人としては、過激な情報に振り回されることなく、信頼のおける統計データや、論文になっている情報を一つひとつあたっていくしかないということですね。

岡田　研究者でない方々には難しいですよね。いろんなデータを見て学びましょう、というのはちょっと無理かもしれません。――手前味噌ですが、本書も含め、信頼できる研究者の書いた本を読んでいただきたいと思っています。

「同調圧力」が一番の問題

鳥集　やはり、いわゆる「同調圧力」がもっとも問題かなと思っています。メリットとデメリットに関する確実な情報をできるだけたくさん収集する。その上で、接種することが本当に必要かどうか、一人ひとりが考える。その結果、出した結論については、お互いに尊重する。打たないと決めた人に対しては、たとえ医療従事者どうしであっても、接種を強要するようなことはあってはならないと思うのです。

岡田先生は、基本的には年齢に関わらず打つべきではないというお考えだと思うのですが、それでもどうしても打ちたいという人がいるかもしれない。デメリットも理解した上で、それでもどうしても打ちたいという人は、止めようがないと思うんですね。

岡田　ワクチン接種はあくまで任意ですから、止めてはいけないですね。

鳥集　やはり問題は、打ちたくないのに強く勧められることです。会社や病院で接種するよう圧力をかけられる。それは大問題じゃないですか。

岡田　企業だと、圧力どころか、閑職に回されたり、解雇されたりする人も出始めている。高齢の方からのメールで、「息子の会社で集団接種が始まるが拒否できない」、「打たなければ、うちの会社では働けなくなるよと言われた」。そんな話がすごく多いですね。

鳥集　本当にそういうことがあるのかと、信じられないですよね。犯罪に近い。

岡田　安全でないかもしれないものを強制的に注射するのは、いわば傷害ですよね。法律のことは不案内ですが、私のホームページでは傷害罪という言葉をあえて使いました。

鳥集　そもそも医療行為そのものが、人体に毒になり得るものを与えたり、メスで傷つけたりする行為であって、医師免許を持っていて、かつ必要な処置であることの合理的な理由がない限り、傷害罪に問われる可能性があります。今回のワクチン接種も、法的かつ倫理的に正当化できるものであるのかどうか、法律家や倫理学者たちも交えて議論してほしいですよね。

岡田　ぜひ弁護士に立ち上がって欲しいと思っています。会社で被害や差別を受けている人を法的に救わなければなりません。そして、まともだった時代に早く戻ってほしいですね。

鳥集　今回のコロナワクチンに関して、法律家の声がほとんど聞こえてこない。

岡田　ほとんど発言していないですよね。もちろんワクチンを必要なものと考えている法律家も多いのだとは思いますが。

同調圧力を避けるとか、変えていくのはすごく難しいですね。私は、患者さんや知人に対して「受けないほうがいい」とは一度も言っていません。日々、患者さんの診療を行っていますので問い合わせも多いのですが、「ご自分やご家族の体調、あるいは置かれている環境はご自身が一番よくご存知のはず。メリットとデメリットをよく考えて、ご自身で判断してください」と返答しています。

そのような方々が、どんな判断をしたかは聞いていません。問うこと自体が「圧力」になってしまうからです。

マスコミも大いに責任あり

岡田　私が一番強調したいことは、ワクチンそのもの、とくに現在、日本で使われているファイザー社とモデルナ社のものが、本当に効いているのかということです。そのことで疑いを抱く研究者もたくさんいますし、有効率をうたった論文の信憑性を問う論文も出ています。中には計算方法を変えると、ワクチンの有効率が1％以下になると指摘している研究者さえいます。

鳥集　1％以下にまで？

岡田　医学データを評価する指標として、相対リスクと絶対リスクがあります。ワクチン接種群と非接種群をコロナ発症数だけで比べると、「162人から8人に減ったから有効率は95％」となりますが、これが「相対リスク」と呼ばれる指標で評価した結果です。

ところが、臨床試験では、ワクチン接種群、非接種群とも約1万8000人ずつが割り振られていますが、これを母数にして比べると、発症率は0・88％から0・04％に下がっただけになってしまう。つまりワクチンの恩恵は、その差の0・84％分しかないことになってしまうのです。これが「絶対リスク」を指標とした場合の結果です。

このように、計算方法で効果の見え方がまったく違ってきます。ファイザー社の論文では、見栄えがよくなる相対リスクの計算しかやっておらず、おかしいと指摘しているのです。

加えて、私は有効率95％の根拠となった臨床試験の論文は、かなり巧妙な仕掛けがしてあったと感じています。まず、打たなかった人は162人感染したが、打った人は8人しか感染しなかったと報告している点です。これを見て最初に感じたのは、こんなに大きな差が出るのはおかしいということでした。どんな医療行為でも、プラセボとの間でこれほどの違いが出た例は、歴史上、ひとつもないからです。

最大の懸念は、本物のワクチンを接種するグループと、生理的食塩水などいわゆるプラセボを注射するグループの分け方が適切だったのか、ということです。たとえば前者を感染しにくい人たち、後者は感染しやすい人たちを振りわけたのではないか、という疑惑です。

普通、こういう論文を書くときは、2つのグループを均等に分けた証拠を論文の中に入れるものです。住んでいる地域、年齢や性別、基礎疾患の有無、血圧やコレステロールの値、薬は飲んでいるか、運動や喫煙習慣があるかなどです。学歴によっても病気の罹患率が違うことが知られていますので、これも必須です。これら膨大なデータを調べておき、それらがすべて均等になるようにコンピュータでランダムに分けなければならないのです。もうひとつ、その2つのグループに分けるステップは、コンピュータだけが知っているように配慮しなければなりません。これを「目隠し化」といい、そのことも論文に明記しないといけないのですが、それもありませんでした。

鳥集　疑惑が色々ありますよね。『BMJ（英国医師会雑誌）』の副編集長も、有効率95％の論文はPCR陽性の人だけを感染者としてカウントしているが、実はPCRでは確認できなかった感染疑い例が除外されていて、それを含めて計算し直すとワクチンの有効率は19％、接種後7日以内の発熱例（ワクチンの影響による発熱の可能性がある）をカットした後でも29％に落ち込むと指摘しています。

岡田　この話の結論は、ワクチンの実際の効果はもっとはるかに低いのではないか、という疑いが濃厚だということです。ジョンソン&ジョンソン社のワクチンは、有効率が60数%しかなかったと報じられています。意外と正しい値なのかもしれません。なぜなら、昔からあったワクチンは、もっとも良くて、それくらいだったからです。

鳥集　ところで、同調圧力の話をしましたが、私自身はやはりジャーナリストとして、マスコミに対して怒っています。マスコミはワクチンに関するネガティブ情報をほとんど報道しません。

岡田　とくに今回はそうですね。

鳥集　接種後の死亡が356人と報告されたこともネットニュースには多少出ていましたが、テレビはほとんど取り上げていない。感染後の後遺症のことは大々的にやるのに、ワクチンの後遺症で苦しんでいる人のことは、ほとんど取り上げない。「不安を煽らない」とか「接種の妨げになってはいけない」という理由でネガティブなことに触れないようにしているとしたら、言語道断です。私は大学時代の専攻が新聞学だったので余計に思うんですが、報道機関は「社会の木鐸《ぼくたく》」として、おかしなことや危険なことに警鐘を鳴らすのが使命であるはずなのです。なのに、いまはプロパガンダ機関に成り下がっている。本当に情けない話です。

岡田　ジャーナリストは命懸けで、ときには刺されたり銃で撃たれたりするかもしれない覚悟でやらないと、真実はあきらかにならないですよね。

鳥集　たとえば、ワクチン推進派の医師がよく使う「メリットがデメリットを上回る」という言葉にしても、その根拠となるデータが存在するのかを問う記者がひとりもいない。なんの根拠もなく、そのような言葉をテレビや新聞、雑誌、ネットなどで垂れ流すのは、ほんとうに無責任だと思います。

岡田　新聞やラジオで大本営発表を流し、ウソの情報で国民の戦意を高揚していた太平洋戦争当時とそっくりですよね。たとえば朝日新聞は、私が50年以上も前から愛読している新聞で、政府に対する厳しい批判を辞さない姿勢を高く評価しています。しかし当時は「日本軍が連戦連勝」みたいな記事を出していました。そんな過去があるはずなのに、また同じことを繰り返してしまっている。

鳥集　岡田先生はｍＲＮＡワクチンの生みの親であるワイズマンとカリコの全論文を読み、さらに副作用に関する多数の論文を読みながら警鐘を鳴らしておられます。ぜひメディアの人たちも、事実から目をそらすことなく真実の報道をしてくれることを願います。

（対談実施日：２０２１年6月30日）

あとがき

２０２０年8月の末、私が勤務する施設で、新型コロナウイルスの集団感染が発生しました。私にとっては、まさに青天の霹靂でした。

当時は、ちょうど感染が全国的に拡大し始めていたころで、連日、テレビや新聞が集団感染のニュースを大げさに伝えていました。そこで起こった出来事であったため、私が所属する施設の名前も大々的に報じられてしまいました。

とくに朝の人気情報番組「めざましテレビ」（フジテレビ系列）が報じたことから、広く知られることとなり、利用者のご家族からクレームがきたり、消耗品の納入業者から配達拒否を知らせる連絡があったりという騒ぎになりました。のちに亡くなった方もおられ、厳しいことを言われたことから、いまだにトラウマとして残っています。

しばらくして、朝日新聞から取材の依頼がありました。悩んだ末、顛末について語ることで今後の感染対策に少しでも役立てればと、応じることにしました。幸い担当の記者さんが長い時間をかけて綿密な取材をしてくださり、現場にいた私たちの苦悩や対応を適切に伝える記事を書いてくれました。

その記事は全国版（2020年11月29日付）に大きく掲載され、読者から励ましの手紙やメールがたくさん届いたことから、職員一同、大いに救われたものでした。

過日、知人から「つらい思いをしたあなたが、なぜワクチンに対して厳しいことを？」と問われました。その答えが本書です。

本文中でも述べましたが、いま最大の関心事は、やはり同調圧力です。ワクチン接種を受けないと決めた人たちに対する有形無形の攻撃です。

一方、国内外とも半強制的なワクチン接種に反発する人たちも少なくないようです。

最近、広がっているのは、「接種を受けた人に近づくと病気になる」、「近づいただけで出血する」という類のウワサ話です。心配してメールをくださった方によれば、「スパイク・シェディング」なる言葉が広まっているのだとか。発信元は米国のようで、シェディングとは、（ホルモンなどの）放出という意味です。

もし、そんなことが起こるのであれば、感染者に近づいただけで病気がうつるはずですが、あり得ないことは本文中でも述べました。

「ワクチンを打ったか、打たなかったか」で、社会の分断が始まっています。その愚かしさから一刻も早く目覚めてほしいというのが、本書にかけた願いです。

本書の出版は、花伝社社長の平田勝氏の発案になるものです。私の発言に気をかけてくださり、緊急出版の手はずを整えてくださいました。実際の編集作業は佐藤恭介、大澤茉実の両氏を初め同社のスタッフが昼夜兼行で当たってくれました。

特筆すべきは鳥集徹氏のご協力です。鳥集氏は医療問題を中心に取材・執筆活動を長年にわたり続けておられる気鋭のジャーナリストです。取材を通じて知己をえていたのですが、医療に関する深い見識をお持ちでおられることから、とくにお願いをして作業に関わっていただきました。資料収集から本書の構成、執筆にいたるまで、同氏の絶大な協力なくして、本書の完成をみることはありませんでした。

情報は日進月歩です。この頁を書き終えた今朝も、私の手元に大量の最新論文が届きました。以後の最新情報については、日々更新中の私のホームページをご参照ください。ＵＲＬは以下の通りです。https://okada-masahiko.sakura.ne.jp/

末筆ながら皆さまのご健康をお祈りいたします。

岡田正彦

岡田正彦（おかだ・まさひこ）
1972年に新潟大学医学部卒業。1990年に同大学教授となり、動脈硬化症、予防内科学などの研究と診療に従事。LDLコレステロールの測定法を世界に先駆けて開発した。循環器専門医（～2011年）、産業医、米国心臓学会プロフェッショナル会員などの資格。2002年に臨床病理学研究振興基金「小酒井望賞」を受賞。文部科学省・大学設置審議会の専門委員、米国電子工学会・論文誌の共同編集長、日本生体医工学会・論文誌の編集長などを歴任。2012年より新潟大学名誉教授。
著書に『人はなぜ太るのか』（岩波新書）、『がんは8割防げる』（祥伝社新書）、『薬なしで生きる』（技術評論社）、『検診で寿命は延びない』（PHP新書）、『医療AIの夜明け：AIドクターが医者を超える日』（オーム社）などがある。2010年、日本経済新聞にコラム「ほどほど健康術」を1年間連載。

大丈夫か、新型ワクチン――見えてきたコロナワクチンの実態

2021年8月10日　初版第1刷発行
2021年9月5日　初版第3刷発行

著者 ――― 岡田正彦
編集協力 ―― 鳥集　徹
発行者 ―― 平田　勝
発行 ――― 花伝社
発売 ――― 共栄書房
〒101-0065　東京都千代田区西神田2-5-11出版輸送ビル2F
電話　03-3263-3813
FAX　03-3239-8272
E-mail　info@kadensha.net
URL　http://www.kadensha.net
振替 ―――00140-6-59661
装幀 ――― 黒瀬章夫（ナカグログラフ）
印刷・製本― 中央精版印刷株式会社

ISBN978-4-7634-0977-5 C0047